MINDFULNESS
PARA PAIS

Laura Sanches

MINDFULNESS PARA PAIS

**Dicas de parentalidade consciente
para pais tranquilos e filhos felizes**

© 2018 - Laura Sanches
Direitos em língua portuguesa para o Brasil:
Matrix Editora
www.matrixeditora.com.br
Publicado sob licença de Manuscrito, selo do Grupo Editorial Presença – Portugal.

Diretor editorial
Paulo Tadeu

Capa, projeto gráfico e diagramação
Allan Martini Colombo

Revisão
Adriana Wrege
Cida Medeiros

CIP-BRASIL - CATALOGAÇÃO NA PUBLICAÇÃO
SINDICATO NACIONAL DOS EDITORES DE LIVROS, RJ

Sanches, Laura
Mindfulness para pais / Laura Sanches. - 1. ed. - São Paulo: Matrix, 2018.

Inclui bibliografia
ISBN 978-85-8230-467-9

1. Terapia do comportamento. 2. Terapia cognitiva. 3. Meditação - Uso terapêutico. 4. Parentalidade. I. Título.

18-48081 CDD: 616.89142
CDU: 616.89-008.447

SUMÁRIO

INTRODUÇÃO 9

PARTE I — O MINDFULNESS

O QUE É O MINDFULNESS?
— Criar uma nova relação conosco e com a vida..............13
— Prestar atenção ao presente: benefícios de uma prática regular de mindfulness...18
— Uma mente tranquila: benefícios de não julgar.................20
— Autocompaixão: a importância de acolhermos a nossa experiência..25

MINDFULNESS PARA PAIS
— Criar uma nova relação com os nossos filhos................30
— Construir uma rotina mais consciente..........................37
— Prática formal e informal...39

PARTE II — COMPREENDER NOSSO PASSADO: O PONTO DE PARTIDA PARA EDUCAR MELHOR OS NOSSOS FILHOS

SABER DE ONDE VIEMOS
— Resolver o passado para educar melhor no futuro...........43

O APEGO
— A base que define a nossa relação com o mundo............47
— Períodos sensíveis e períodos críticos: as janelas de oportunidade ao longo do desenvolvimento....................57
— Dois tipos de memória: como armazenamos as nossas experiências..64

- Tipos de apego: diferentes formas de interagir com o mundo 68
- Apego seguro 70
- Apego inseguro (ambivalente, evitante e desorganizado) 71
- Padrões de apego no adulto: como a história continua 78
- Estilo autônomo 80
- Estilo evitante 81
- Estilo preocupado 85
- Estilo não resolvido 87

RECONSTRUINDO A HISTÓRIA
- Praticar mindfulness com o apego em mente 92
- Estilo autônomo – desenvolver a escuta interna 92
- Estilo evitante – reforçar a atenção ao corpo e às emoções 93
- Estilo preocupado ou ansioso – afastar a ansiedade 95
- Estilo desorganizado – em busca de orientação 96

PARTE III – ESTRESSE – O GRANDE INIMIGO DA PARENTALIDADE

A FISIOLOGIA DO SER HUMANO
- O que acontece quando lidamos com desafios 98
- A resposta de luta ou fuga: como o corpo se prepara para enfrentar as ameaças 99
- A teoria polivagal: a necessidade de estabelecer ligações 103
- Neurocepção: avaliar o que está dentro de nós e à nossa volta 106

TUDO COMEÇA NA INFÂNCIA
- Como o nosso organismo escolhe o sistema mais adequado para ativar em cada situação 112
- A experiência da cara neutra: a importância da comunicação na ativação dos nossos circuitos 115
- A resposta do congelamento: ameaças grandes demais para crianças pequenas 123

PARTE IV — DISCIPLINA CONSCIENTE

COMO DISCIPLINAR DE FORMA MINDFUL/CONSCIENTE
- Defina prioridades..129
- Estabeleça uma ligação para evitar os vazios do apego.....130
- Não tenha medo de assumir o papel de guia....................134
- Guie com confiança..135
- Tome consciência das suas próprias expectativas.............139
- Responda em vez de reagir..141
- Seja empático para criar um ambiente seguro..................142
- Comunique segurança...151
- Eduque para os limites com respeito............................154
- Respeite-lhes a contravontade....................................157
- Evite os castigos e as palmadas..................................160

A GRANDE QUESTÃO
- Como se controla uma criança sem castigos e sem palmadas?..167
- Nunca é tarde para melhorar: como reparar as relações......170
- A solução está na relação: construa uma rotina mais consciente fortalecendo a ligação...............................173
- Um equívoco muito comum: quando acreditamos que a raiva é necessária..187
- Um direito adquirido ao nascer: a raiva das crianças..........189

MINDFULNESS PARA CRIANÇAS
- Como ensinar as crianças a serem mais conscientes..195

CONCLUSÃO..201
AGRADECIMENTOS...203
REFERÊNCIAS BIBLIOGRÁFICAS..205

INTRODUÇÃO

Hoje em dia existem muitos livros para pais. Muitos deles contêm receitas e quase uma espécie de fórmulas que nos prometem que, se forem bem aplicadas, teremos filhos felizes, obedientes, disciplinados e independentes e, de preferência, sem grande esforço da nossa parte.

Neste livro você encontrará, por meio da prática de mindfulness, conselhos e caminhos para construir com o seu filho. A dois. Sem fórmulas nem receitas.

O mindfulness ajuda-nos a perceber que podemos usar a relação que temos com os filhos também como um motor de crescimento para nós mesmos, e que esse crescimento não termina no momento em que eles nascem, mas continua e prolonga-se por toda a vida deles. O mindfulness ajuda-nos a encarar a parentalidade como um processo de crescimento em que podemos criar filhos felizes e seguros, mas em que temos também uma fantástica oportunidade de nos transformarmos, de fazer as pazes com o nosso passado e de crescer verdadeiramente, à medida que eles crescem também.

Não acredito em métodos para treinar crianças e muito menos bebês, não acredito que as crianças precisem ser treinadas para adotar comportamentos que fazem parte da sua evolução natural, e não acredito que exista um método certo e único para criar crianças felizes. Também não acredito que a grande meta da educação seja criar filhos independentes, como tantas vezes se parece pensar. Essa questão da independência nunca foi tão supervalorizada como no nosso tempo. Acredito que uma criança feliz é uma criança a quem se reconhece o direito de ser dependente. Na verdade, os adultos mais felizes também são aqueles que são capazes de reconhecer a sua interdependência e de viver bem com ela, porque não existe ninguém verdadeiramente independente. Todos nós precisamos dos outros, e é bom que assim seja: a verdadeira força interior vem de sermos capazes de reconhecer essa necessidade e de lidarmos com ela da melhor forma, o que nem sempre é fácil.

Nos dias de hoje, fala-se muito em criar crianças com uma boa autoestima, mas a verdadeira autoestima não depende de ter boas notas, de nos portarmos bem na escola ou no trabalho, não depende sequer de sermos capazes de fazer amigos ou de termos pais que nos elogiam o tempo inteiro.

A verdadeira autoestima vem de nos sentirmos aceitos, de sabermos que os nossos pais nos acolhem exatamente como somos para que possamos aprender também a nos aceitarmos por inteiro. Porque a verdadeira autoestima não depende de nenhuma conquista exterior, nem do reconhecimento que essas conquistas possam nos trazer; vem, isso sim, de sermos capazes de lidar com todos os nossos estados interiores e de saber que eles estão certos.

A verdadeira autoestima decorre de sabermos que temos o direito de estar no mundo, de pertencer ao coração de alguém e de sentir que não precisamos fazer absolutamente nada para que isso aconteça, porque é algo que existe desde sempre, independentemente de tudo que possa acontecer. E isso só é possível se tivermos tido, na infância — a fase da vida em que estamos mais permeáveis a todas as influências exteriores —, essa experiência de sermos aceitos pelos outros, principalmente pelas pessoas mais importantes da nossa vida: os nossos pais. Sim, porque os pais têm muito peso na forma como os filhos crescem e aprendem a ver a si próprios e ao mundo.

Não vale a pena negar a importância dessa influência. Há que se aceitar essa enorme responsabilidade dos pais perante os filhos, mas vivê-la com leveza e tranquilidade, e é aqui que o mindfulness pode se tornar um aliado precioso no nosso papel de educadores: ajuda-nos a assumir e a acolher de bom grado a responsabilidade que passamos inevitavelmente a ter quando nos tornamos pais de alguém e, ao mesmo tempo, ensina-nos que podemos ser pais com toda a tranquilidade e compaixão de saber que não precisamos ser perfeitos nem ter certezas absolutas para criar filhos mais felizes.

Com a ajuda do mindfulness, uma ferramenta de autoexploração e de crescimento cada vez mais reconhecida, este livro propõe que façamos uma viagem pelo nosso passado e, ao mesmo tempo, ao futuro dos nossos filhos. Este livro propõe que sejamos capazes de parar para ganharmos noção e assumirmos a responsabilidade do impacto que temos na vida dos nossos filhos. Mas propõe que o façamos com toda a leveza que o mindfulness pode ensinar. Porque, por meio dele, podemos perceber que temos toda a responsabilidade e nenhuma culpa. É verdade que, por meio do mindfulness, podemos aprender a desenvolver uma atitude que nos ajude a criar filhos mais felizes, mais seguros e mais confiantes, mas, para isso, muitas vezes precisamos primeiro criar uma nova relação com nós mesmos.

Vivemos numa época em que as pressões são cada vez mais e maiores: precisamos ser bons trabalhadores, bons maridos ou mulheres, mas também queremos ser bons pais. E, muitas vezes, acabamos por nos esquecer de que a principal relação a ter em conta é a relação com nós mesmos, que, por sua vez, é fruto daquilo que aprendemos com os nossos pais. Um estudo da Universidade de Coimbra, publicado no final de 2015, defende isso mesmo: com base na investigação que fizeram com um grupo de 290 mães, os pesquisadores concluíram que é essencial que as mães tenham uma boa relação consigo mesmas para que possam ser mais conscientes na relação com os filhos; e essa capacidade de estar bem consigo mesmas vem, em primeiro lugar, do tipo de relacionamento que estabeleceram com as suas próprias mães.

O mindfulness pode ser uma boa ajuda para que possamos fazer escolhas mais conscientes, mas precisamos estar dispostos a acolher todas as partes de nós, incluindo as mais dolorosas do passado. E, depois que acolhermos a todas de verdade e com compaixão, podemos então acolher as dos nossos filhos, para que o percurso deles possa ser um pouco mais suave. Esse estudo de Coimbra, pioneiro nessa área, também demonstra claramente que a autocompaixão é um aspecto essencial de uma parentalidade consciente e uma pedra fundamental da nossa capacidade de estarmos bem conosco e de estabelecermos boas relações com os filhos.

Ser um pai ou uma mãe consciente significa que não usamos os filhos como desculpa para não cuidarmos de nós, mas fazemos justamente o contrário: reconhecemos e aceitamos que, precisamente por sermos pais e termos filhos, precisamos ainda mais cuidar de nós. Porque os nossos filhos merecem pais conscientes e inteiros, pais que possam ser bons espelhos, que saibam estar presentes. Merecem pais que saibam responder em vez de se limitarem a reagir e que saibam orientá-los e guiá-los com todo o amor, carinho e compaixão de que eles precisam. Se não aprendemos isso ao longo da vida, é agora, quando os nossos filhos precisam de nós, o momento certo para começarmos.

Espero que este livro possa ser orientador nesse caminho da consciência, nessa viagem ao nosso interior e ao interior dos nossos filhos. Mas o guia mais importante nessa viagem é mesmo o nosso coração, o instinto que sabe exatamente do que precisamos para sarar as nossas feridas e podermos ser os pais que os nossos filhos merecem.

Na verdade, este livro não é apenas para pais, mas para todos aqueles que trabalham com crianças no dia a dia ou até para todos os adultos, já que algumas sugestões podem aplicar-se a todos os tipos de relacionamento. E é também para todos aqueles que, já tendo sido filhos, querem encontrar formas de perceber melhor a sua história e de lidar com as suas feridas.

Vamos então iniciar esta viagem que nos levará a explorar o nosso interior em benefício dos nossos filhos e de nós próprios.

PARTE I
O MINDFULNESS

O que é o mindfulness?

Criar uma nova relação conosco e com a vida

Em português, "mindfulness" pode traduzir-se por "atenção plena", mas essa tradução parece insuficiente para definir tudo o que decorre dessa atitude mental que tem sido cada vez mais reconhecida pelos seus benefícios. Por isso, na maior parte das vezes, acabamos por usar o termo em inglês. Mindfulness é um estado em que prestamos atenção — intencionalmente e sem julgamentos — ao momento presente. Essa é a definição usada por Jon Kabat-Zinn, médico e fundador do Center for Mindfulness in Medicine, Health Care, and Society da Universidade de Medicina de Massachusetts. Desde os anos 70 do século passado, Kabat-Zinn tem se dedicado ao estudo e divulgação do mindfulness, sendo um dos grandes responsáveis pelo reconhecimento que essa prática tem obtido.

Kabat-Zinn foi discípulo de Thich Nhat Hanh, um monge budista do Vietnã com dezenas de livros publicados que foi uma das primeiras pessoas a trazer o conceito de mindfulness para o Ocidente. Homem da ciência, Kabat-Zinn começou a perceber que o estado de atenção plena que Thich Nhat Hanh ensinava, juntamente com alguns exercícios que ia aprendendo na ioga, encerravam um imenso valor. Nessa época, a ioga e a meditação começavam a ganhar espaço nas sociedades ocidentais, mas esses ensinamentos ainda eram inseparáveis das tradições espirituais budistas, o que acabava por limitar a sua divulgação. Kabat-Zinn teve o mérito de reconhecer o grande potencial dessa prática e de separá-la de seu contexto religioso, tornando-a mais acessível a todas as pessoas e trazendo-a para o campo científico e terapêutico. Jon Kabat-Zinn foi também o primeiro autor a publicar um livro sobre a forma como o mindfulness podia melhorar o relacionamento entre pais e filhos. Em *Everyday Blessings: The Inner Work of Mindful Parenting*, conta que tinha por hábito fazer retiros prolongados antes de os seus filhos nascerem e que, depois de ser pai, percebeu que isso seria inviável porque não poderia ausentar-se por tanto tempo. Mas Kabat-Zinn percebeu que aplicar o mindfulness à sua relação com os filhos no dia a dia podia ter muitas semelhanças com o que encontrava nos retiros e transformar-se num processo de crescimento igualmente intenso e profundo. Decidiu então encarar essa nova fase da vida como uma espécie de retiro prolongado que duraria no mínimo dezoito anos, e, com essa afirmação e com a publicação desse livro, lançou os alicerces para a corrente de parentalidade consciente que se seguiu.

Kabat-Zinn foi também o responsável pela criação, na década de 1970, do primeiro programa de mindfulness ensinado sem nenhuma conotação religiosa, direcionado a pessoas com problemas de saúde que frequentavam o hospital onde trabalhava. Em um curso de oito semanas, essas pessoas tinham oportunidade de aprender algumas técnicas de meditação e exercícios de ioga que lhes permitiam diminuir muito os níveis de estresse e, consequentemente, melhorar bastante a saúde. Nascia assim o primeiro de muitos cursos de mindfulness para redução do estresse que hoje se podem encontrar por todo o mundo. Foi também a partir desse curso que surgiram várias investigações sobre os benefícios do mindfulness, em que Kabat-Zinn foi mais uma vez pioneiro, e que demonstravam claramente que essa técnica poderia ser uma excelente ferramenta para combater o estresse e melhorar a saúde.

Podemos então dizer que o mindfulness é uma forma de aprendermos a estar verdadeiramente presentes em cada instante, com plena consciência de tudo o que está implicado em cada momento da vida, deixando de lado a tendência natural da mente para divagar, julgar e avaliar, que pode ser considerada responsável por uma boa parte do sofrimento que experimentamos em nossa vida.

>Os três componentes fundamentais do mindfulness são:
>— Prestar atenção, intencionalmente, ao presente.
>— Deixar de lado a tendência para fazer julgamentos.
>— Acolher todas as partes da nossa experiência.

O trabalho de Kabat-Zinn também contribuiu de forma importante para simplificar a visão que era comum sobre a meditação. Havia, até então, uma tendência para se acreditar que ela tinha de ser praticada com muito afinco, durante várias horas e, de preferência, inserida em alguma religião ou escola espiritual. O investigador contribuiu para demonstrar que a prática de meditação poderia ser levada a cabo de forma mais leve, despida de tais exigências, e que poderia ser seguida por qualquer pessoa, em qualquer condição e com qualquer tipo de vida. Isso contribuiu muito para que o mindfulness passasse a ser aplicado nos mais variados contextos, como a parentalidade, escolas, hospitais, consultórios psicoterapêuticos e até prisões.

Há ainda alguma tendência para pensarmos que, para meditar, nossa mente deve estar completamente silenciosa e que, se os pensamentos não desaparecerem, significa que estamos fazendo algo errado ou simplesmente que não conseguimos. Por outro lado, também se pensa muitas vezes que é preciso meditar várias horas por dia para se poder colher os benefícios dessa prática. Aquilo que Kabat-Zinn ajudou a salientar é precisamente que não há nenhuma meta para atingirmos quando estamos meditando, e que não é possível meditar mal ou bem, porque meditar é simplesmente o ato de prestar atenção ao que quer que esteja presente na nossa mente.

Isso traz maior leveza à prática e significa que não precisamos esvaziar nossa mente de todos os pensamentos, não precisamos estar totalmente calmos e relaxados, não precisamos nos sentir em êxtase ou nos sentar em posição de lótus durante horas para poder experimentar os benefícios do mindfulness. Essa é uma prática acessível a todas as pessoas, mesmo àquelas que sentem que não conseguem estar mais de dois minutos paradas ou às que sentem que até podem parar o corpo, mas que nunca serão capazes de parar a mente.

O que o mindfulness nos ensina é que podemos aprender a nos relacionar de outro modo com os nossos pensamentos, emoções e sensações. Não precisamos eliminá-los, nem sequer modificá-los. Não precisamos lutar com nada daquilo que se passa dentro de nós, podemos simplesmente aprender a mudar de foco e a redirecionar a nossa atenção e, ao fazê-lo, aprendemos também a criar um outro modo, muito diferente, de nos relacionarmos com a nossa experiência interna. Quando aprendemos a nos relacionar melhor com o que se passa dentro de nós, torna-se muito mais fácil encontrar alternativas para lidar também com o que se passa fora. Gosto de pensar que o mindfulness nos permite encontrar uma âncora no meio da tempestade. Com essa prática, percebemos que, por maior que seja o turbilhão de pensamentos ou sentimentos dentro de nós, podemos sempre encontrar algo que não permite que sejamos arrastados por essas tempestades internas. E assim descobrimos que conseguimos enfrentar todo tipo de tempestades, por maiores que sejam e por mais assustadoras que nos pareçam, sabendo que temos sempre essa âncora que nos permite ficar num porto seguro, onde podemos simplesmente respirar, observar e deixar que a tempestade passe.

Para meditar, precisamos apenas estar dispostos a trazer nossa mente de volta cada vez que nos dermos conta de que ela se afastou do momento presente ou da respiração que estamos observando. Precisamos apenas estar dispostos a passar alguns minutos, diariamente, observando nossa experiência de estarmos aqui, agora, presentes, neste instante da nossa vida. Precisamos apenas estar disponíveis para nos abrirmos completamente a esse presente, em cada instante, em cada momento da nossa vida, sem julgamentos e sem culpas, sempre que nos sentirmos puxados pelos pensamentos, sentimentos ou sensações.

Para meditar, não precisamos estar em paz, nem sequer precisamos estar felizes — na verdade, é quando não estamos bem que podemos colher mais benefícios dessa prática. Meditar significa que nos dispomos a olhar para dentro, a ficar durante alguns minutos com o nosso estado interno, seja ele qual for. Quando dizemos que mindfulness significa prestar atenção sem julgamentos, é importante termos noção de que isso implica que somos livres para estar felizes ou não, em paz e contentes ou não. Apenas temos de assumir o nosso estado de espírito e encará-lo.

Algo que também podemos perceber com essa prática é quanto a nossa felicidade depende de sermos capazes de largar a luta com o momento presente, com os nossos sentimentos ou pensamentos, e de conseguirmos simplesmente acolher, abraçar todas as partes da nossa experiência — a nossa raiva, os nossos medos, as nossas tristezas, frustrações, receios e preocupações, o que quer que surja. Implica sermos capazes de nos aceitar exatamente como somos e onde estamos. E tudo isso tem um impacto enorme em nossa capacidade de nos relacionarmos conosco, mas também com nossos filhos, e em nossa capacidade de lhes ensinar a lidar com os próprios sentimentos.

O trabalho de Kabat-Zinn — e de todos os que se seguiram na divulgação do mindfulness — também foi importante para percebermos que não precisamos estar num mosteiro meditando 24 horas por dia para que ocorra em nós uma transformação. Alguns minutos podem ser suficientes para estabelecer uma rotina de prática, e não precisamos estar isolados em algum retiro ou na natureza para conseguir fazê-lo. Podemos levar a cabo essa prática aqui mesmo, em meio à nossa rotina, na cidade ou no campo, desde que estejamos dispostos a entrar verdadeiramente em contato conosco, com quem somos e com cada instante das nossas vidas: basta que, em vários momentos do dia, e mesmo no meio da nossa rotina, nos lembremos de verificar se estamos de fato presentes no momento e no local onde estamos, seja no chuveiro, em frente ao computador ou no parque infantil com os nossos filhos. Todos os momentos do nosso dia a dia são oportunidades para o mindfulness, para treinarmos essa capacidade de estar presentes sem julgamentos e de ficar simplesmente com a nossa experiência. Quando fazemos isso, percebemos que a vida pode ser muito mais rica, muito mais preenchida, interessante e satisfatória do que aquilo que os nossos pensamentos nos dizem. Percebemos que estar simplesmente aqui e agora pode simplificar a vida e ser uma fonte de bem-estar e satisfação muito maior do que aquilo que poderíamos imaginar. E, quando percebemos isso, percebemos também que temos a possibilidade de viver a vida de uma forma muito mais plena e feliz do que aquela que conhecíamos até então. Percebemos também que temos em nós tudo o que é preciso para que o relacionamento com os nossos filhos corra de maneira equilibrada, suave e tranquila, e para criarmos filhos felizes, seguros e com a capacidade de construir para si vidas verdadeiramente plenas de realização e de satisfação.

Prestar atenção ao presente: benefícios de uma prática regular de mindfulness

Uma das primeiras coisas em que reparamos assim que tentamos focar a nossa atenção no presente é no quão difícil é, porque a nossa mente está constantemente produzindo pensamentos e a nossa atenção é constantemente levada por esses pensamentos.

Não sermos capazes de focar a atenção no presente é uma das causas para grande parte do sofrimento que experimentamos. Muitas vezes não conseguimos estar presentes nem sequer quando estamos fazendo coisas de que gostamos, o que nos impede de usufruí-las plenamente.

Sermos capazes de direcionar a nossa atenção e de mudar de foco é um aspecto essencial da inteligência emocional e é algo que, infelizmente, treinamos cada vez menos. Porque, tendo cada vez mais meios tecnológicos ao nosso dispor, acabamos nos habituando a deixar que a nossa atenção se mantenha num estado de passividade total, como acontece em frente à televisão, ou de semipassividade, na internet, e isso nos faz perder cada vez mais a capacidade de concentração. Essa capacidade é como se fosse um músculo, que, quanto menos é usado, mais fraco vai se tornando.

Este é um dos aspectos essenciais do mindfulness: o treino da concentração. Por meio desse treino, podemos aprender a descansar verdadeiramente, e isso pode estar ligado aos sentimentos de paz e bem-estar que muitos praticantes descrevem e que as pesquisas comprovam. Isso porque o fato de sermos constantemente levados pelos pensamentos para lugares que nem sempre são agradáveis gera muita agitação mental, que acaba, inevitavelmente, trazendo desgaste, cansaço e ansiedade, tão difíceis de vencer.

Adelaide era uma mãe com cerca de 40 anos que me procurou por causa dos seus ataques de pânico, que eram cada vez mais frequentes. No início, eles se manifestavam apenas em locais específicos, como quando guiava na estrada, por exemplo, ou quando estava num centro comercial cheio de gente, mas estavam se tornando cada vez mais frequentes e difíceis de evitar. Adelaide havia deixado de ir a lugares onde já tinha tido ataques de pânico, o que estava limitando bastante a sua vida, uma vez que eles aconteciam em locais cada vez mais diversos.

Nos primeiros tempos, começamos a usar algumas técnicas de respiração para ajudar a aliviar um pouco a tensão. Mas, na verdade, Adelaide começou a ver esses exercícios de respiração como uma estratégia de controle que tentava aplicar desesperadamente assim que os primeiros sintomas de pânico surgiam, e não demorou até que isso deixasse de dar resultado. Nas primeiras vezes em que tentou meditar em casa, em pouco tempo começava a se sentir tensa, e isso a levava a desistir. Mas, com o tempo, começou a observar essa tensão que surgia quando tentava meditar e que descrevia como uma espécie de aperto, muito desagradável, quase doloroso, na zona superior do peito, no fundo da garganta. Começou a experimentar deixar de ter medo daquela sensação e, aos poucos, foi aprendendo a criar espaço para deixá-la estar simplesmente presente. Quando conseguiu fazê-lo, percebeu que ela acabou por desaparecer rapidamente e nunca mais voltou. Isso deu-lhe coragem para perceber que poderia fazer o mesmo com os sintomas que surgiam quando tinha os ataques de pânico. Assim, começou a ser capaz de observar esses sintomas, como as mãos suadas ou o coração batendo acelerado, e percebeu que afinal aquilo podia não ser assim tão assustador. À medida que foi perdendo o medo desses sinais do seu corpo, Adelaide foi deixando de viver constantemente com receio de ter uma nova crise e, por sua vez, isso também diminuiu a tensão que sentia de forma quase permanente no seu dia a dia. Assim ela pôde simplesmente voltar a fazer tudo o que fazia antes e nunca mais teve ataques de pânico.

A incapacidade de manter o foco naquilo que nos interessa leva-nos a constantemente nos distrair daquilo que pretendemos fazer, seja em casa, no trabalho ou na escola, e isso tem custos elevados para a nossa produtividade, mas também para a nossa satisfação com a vida, quando já nem somos capazes de nos concentrar no que nos dá prazer. E tem custos também muito altos para as nossas relações, porque, quando estamos com outras pessoas — incluindo os nossos filhos — e não somos capazes de nos desligar das nossas preocupações ou angústias, elas sentem que não estamos presentes. E quando não conseguimos estar presentes nos nossos relacionamentos, não só nos sentimos mais sós como também acabamos por afastar os outros, porque é mais difícil interagir com alguém que não é capaz de nos ouvir, que não está presente, que não nos acolhe. E isso pode trazer danos bem graves às nossas relações. Sobretudo com os filhos, que precisam muito da nossa capacidade de estar presentes.

Uma mente tranquila: benefícios de não julgar

A mente tem uma tendência inata para fazer avaliações e julgamentos. Cada vez que nos deparamos com uma situação, fazemos, de forma automática e inconsciente, uma avaliação dela. Esse é um mecanismo automático que está relacionado com os nossos instintos de sobrevivência, uma vez que é importante sermos capazes de avaliar e perceber de onde poderá vir o perigo, a fim de nos protegermos. Acontece que, depois dessa avaliação ou julgamento, também existe uma tendência para nos agarrarmos àquilo que avaliamos como sendo positivo e para rejeitarmos o que avaliamos de forma negativa. É aqui que pode residir a raiz do problema, que não está tanto nas avaliações por si mesmas, mas na tendência a nos identificarmos com elas.

A prática de mindfulness ensina-nos que não precisamos nos deixar levar por esses julgamentos constantes que fazemos. Por exemplo, se temos uma dor de cabeça, nossa mente avalia essa dor como sendo má e rapidamente entra o julgamento de que não podemos suportá-la, então precisamos fazer alguma coisa para que desapareça o mais rápido possível. Com a prática de mindfulness, podemos reconhecer que a dor é verdadeira, mas a avaliação de que ela é algo negativo traduz apenas o nosso julgamento sobre a situação, já que a dor pode ser um sinal de alarme, mas, em si mesma, não é boa nem má. Após esse julgamento de que a dor é má seguem-se outros: não podemos aguentá-la e precisamos fazer alguma coisa para que desapareça. Isso não é uma realidade, mas apenas uma construção da nossa cabeça. O problema é que, ao acreditarmos nela, ficamos ainda mais nervosos e ansiosos, tentando tudo para que desapareça.

Uma atitude mais consciente, nesse caso, seria olhar para aquela dor como aquilo que ela é na realidade: um sinal de alarme do corpo. Poderíamos então perceber uma possível relação com cansaço ou com tensão no pescoço ou nos ombros, por exemplo. Então, em vez de nos apressarmos a tomar um comprimido, percebemos que podemos encontrar formas mais adequadas de lidar com ela, como ir para a cama mais cedo nesse dia ou fazer alguns exercícios para aliviar a tensão dos ombros e do pescoço, se for essa a causa. Se não houver nada que possamos fazer, pelo menos percebemos que o fato de acolhermos aquela dor nos permite criar uma atitude de compaixão para conosco muito diferente da atitude de querer fugir das sensações, que acaba por provocar ainda mais tensão e só serve para agravar os problemas.

O mindfulness ajuda-nos a quebrar o grau de identificação que temos com os pensamentos e julgamentos, e isso nos dá maior liberdade para responder adequadamente às situações.

É importante percebermos que nem todos os nossos pensamentos são traduções apuradas da realidade e que nem todos os julgamentos traduzem verdades absolutas. Quando um pensamento surge, não precisamos reagir imediatamente. Temos liberdade para decidir que podemos simplesmente deixá-lo passar, e isso faz com que não se desencadeiem todas as reações fisiológicas e emocionais que estão associadas a esse pensamento, pelo menos não de forma tão intensa.

Partilho um exemplo pessoal que ilustra bem esse ponto. Quando estava fazendo um curso de *counselling* em que nos pediam para realizar vários trabalhos de exploração pessoal que implicavam formas de expressão a que eu não costumava recorrer, a certa altura, tomei consciência de que, sempre que estava perante esse desafio, o meu primeiro pensamento era de que não seria capaz. Esse era um julgamento que gerava ansiedade, porque eu estava totalmente identificada com ele e acreditava que era verdade. E percebi, curiosamente, que sempre fiz esse julgamento em situações do tipo, mesmo que, muitas vezes, não estivesse consciente dele.

Este é um dos primeiros benefícios do mindfulness: perceber que fazemos julgamentos, torná-los mais conscientes. Nem sempre estamos conscientes dos nossos próprios julgamentos, mas podemos reconhecê-los pelas sensações que provocam.

Nesse curso, trabalhávamos numa atmosfera de aceitação e com base numa postura de não julgamento por parte de professores e colegas, e, provavelmente, foi isso que me ajudou a tomar consciência de que tinha esse pensamento, ao mesmo tempo que não me deixava bloquear completamente por ele, o que me permitiu fazer o trabalho, embora pensando sempre que não era capaz e sentindo todo o desconforto associado a esse julgamento.

Este é um dos aspectos importantes nessa prática: sermos capazes de observar e tomar consciência dos nossos pensamentos, sem precisar mandá-los embora, sem lutar contra eles, mas também sem deixar que nos paralisem ou bloqueiem quando precisamos fazer alguma coisa ou dar uma resposta a alguma situação.

Mais tarde, percebi que esse julgamento também surgia na minha vida profissional, sempre que precisava sair um pouco da minha zona de conforto e me pediam que fizesse algo que nunca tinha feito. A certa altura, percebi que, mesmo depois de pensar que não era capaz, afinal até era. Tomei consciência de que esse julgamento surgia de forma automática, por causa de experiências e padrões de funcionamento anteriores, mas também percebi que não traduzia a realidade. Era apenas uma reação automática, um hábito de pensamento que fora criado. Essa tomada de consciência teve duas consequências: primeiro, deixei de ativar tão facilmente todas as reações psicofisiológicas associadas ao medo de não ser capaz, sempre que esse pensamento surgia — o que fez com que ele perdesse o seu poder paralisador.

Por vezes, essas reações fisiológicas até podem estar presentes numa primeira fase, mas de um modo bem mais breve. Por outro lado, o fato de não ter todas essas reações associadas ao pensamento, ou o fato de desaparecerem mais rápido quando surgem, faz com que esse padrão de pensamento vá enfraquecendo e sendo menos recorrente. É muito diferente eu ter o pensamento de que não sou capaz e identificar-me com ele, acreditando que está certo e que traduz uma realidade inquestionável, ou simplesmente ter noção de que estou produzindo esse pensamento por força do hábito, mas que ele não é necessariamente verdadeiro. Isso me dá liberdade suficiente para perceber que posso deixar esse pensamento existir, estar presente e fazer parte da minha experiência — o que quer dizer que não preciso lutar com ele, mas também não preciso agir em função dele.

Agora, se alguém me pede que faça alguma coisa que desperte esse tipo de pensamento, posso mais facilmente sentir que, apesar disso, serei capaz de fazer o que me pedem. E isso me dá a liberdade de avaliar as situações sem que esteja condicionada pelo medo que elas poderão despertar, ou pela dificuldade de lidar com as emoções que estejam associadas a elas. Isso é muito mais eficaz do que simplesmente tentar contrariar esse pensamento ou tentar contrapô-lo com o pensamento oposto, como, por vezes, é sugerido. Quando deixamos de reagir e de lutar contra um determinado pensamento, estamos fazendo com que se tornem mais fracas as ligações neuronais que estão associadas a ele, o que, por sua vez, irá fazer com que a probabilidade de voltar a se manifestar seja cada vez mais reduzida, até que, por fim, deixe de surgir de forma automática. Para ilustrar isso, você pode fazer o pequeno exercício que lhe proponho a seguir.

EXERCÍCIO

Pouse o livro durante alguns instantes e, por três minutos, tente não pensar num urso-branco. O exercício é só este; pode fazer o que quiser durante esses três minutos em que a sua única tarefa é a de tentar, com toda a dedicação, não pensar num urso-branco.

Conseguiu? O mais certo é que não tenha conseguido. Mas, se acha que foi capaz, então pergunto: como sabe que não estava pensando num urso-branco? É que o simples fato de se perguntar se não está pensando no urso faz com que ele seja introduzido no pensamento e, assim, você acaba novamente pensando num urso-branco. Esse exercício era usado por Wegner, que, nos anos 1980, queria perceber de que forma se geravam os pensamentos obsessivos. Para isso, esse psicólogo de Harvard criou aquilo a que chamou de fábrica de obsessões. No seu laboratório, o exercício do urso-branco era usado com dois grupos diferentes: aos participantes do primeiro, pedia-se que tentassem não pensar num urso-branco durante cinco minutos. Ao segundo grupo, era pedido que pensassem num urso-branco o máximo possível durante esse mesmo tempo. Pedia-se também aos participantes que, cada vez que pensassem num urso-branco, tocassem uma campainha, para que fosse possível contabilizar o número de vezes em que esse pensamento surgia. Na segunda parte da experiência, pedia-se aos dois grupos que pensassem num urso-branco.

O que Wegner concluiu todas as vezes que fez essa experiência foi que, na segunda parte, os participantes do primeiro grupo, aos quais tinha sido pedido que não pensassem num urso-branco, eram aqueles que tinham mais pensamentos sobre o urso.

Isso demonstrou que, quando tentamos suprimir um pensamento lutando diretamente contra ele, só fazemos com que aumente a probabilidade de esse pensamento voltar. Isso ocorre porque, quando temos um objetivo a atingir, de tempos em tempos, precisamos verificar se já estamos perto, e para isso precisamos nos lembrar de onde queremos chegar. Acontece que, se o objetivo é suprimir um pensamento, então o simples fato de verificar se já estamos conseguindo não tê-lo faz com que tenhamos de introduzir esse pensamento e, quanto mais o fazemos, mais reforçamos esse circuito.

Em neurociências, usa-se muito a seguinte frase: *Neurons that fire together wire together*. Em português isso não soa tão bem, mas pode ser traduzido como "neurônios que disparam juntos criam redes juntos".

Essa frase resume uma ideia que vem da teoria de Hebb, dos anos 1950, que explica que sempre que temos um pensamento ou sensação há um conjunto de neurônios que lhe estão associados que se acendem, ou disparam. Quando esses pensamentos não são neutros — ao contrário do urso-branco —, têm várias sensações ou emoções associadas, o que significa que se criam redes neuronais em que tudo isso é ativado em simultâneo. Ou seja, quando disparam os neurônios associados àquele pensamento, o resto da rede também é ativado.

O que também se sabe hoje é que, quanto mais usarmos uma determinada rede neuronal, mais pronta ela estará para voltar a ser usada. Para perceber isso, podemos nos lembrar de quando caminhamos na natureza. Nesses momentos, procuramos escolher sempre os caminhos que já foram mais usados, aqueles onde as plantas crescem menos e onde a terra está mais batida. Fazemos isso porque é mais fácil caminhar nesses lugares do que passar por locais que nunca foram pisados, onde as plantas estão mais altas e a trilha não está marcada. Com o nosso cérebro acontece o mesmo: é muito mais fácil para o cérebro ativar os conjuntos de neurônios que são mais frequentemente usados.

Isso quer dizer que, se estamos constantemente introduzindo um determinado pensamento — justamente com a intenção de afastá-lo —, com todas as sensações que estão associadas a ele, essa rede neuronal ficará sempre muito mais pronta a disparar e estarão criadas as condições para surgir uma verdadeira obsessão.

Esse mecanismo está na base de muitos problemas de ansiedade e das depressões crônicas. Essa é uma das razões pelas quais o mindfulness pode ser tão eficaz para combater e eliminar essas perturbações. Por meio dele aprendemos que não precisamos entrar em luta com os nossos pensamentos, aprendemos que podemos acolhê-los em vez de estar constantemente tentando afastá-los. E, quando isso acontece, enfraquecemos as ligações neuronais e quebramos finalmente esse ciclo que só servia para fortalecê-las. E para nos afligir.

Este é um dos grandes benefícios da prática de mindfulness: perceber que não precisamos entrar em confronto direto com o que pensamos ou com o que sentimos, não precisamos entrar em luta com a nossa realidade e podemos simplesmente aceitar todas as nossas experiências como parte integrante de cada momento. Isso nos dá uma grande liberdade, porque deixamos de estar presos aos velhos padrões, deixamos de ser reféns dos nossos pensamentos automáticos e das nossas reações a esses pensamentos e podemos sentir-nos finalmente livres para escolher a melhor forma de lidar com as situações, em vez de simplesmente reagir quando elas acontecem. Isso se aplica à nossa relação com nós mesmos, mas também pode mudar muito a forma como nos relacionamos com nossos filhos.

Autocompaixão: a importância de acolhermos a nossa experiência

Na tradição budista, há uma expressão que diz que a dor é inevitável, mas o sofrimento é opcional. Enquanto tivermos um corpo, estaremos sempre sujeitos à dor, à doença, ao desconforto etc. Mas o verdadeiro sofrimento acontece quando a nossa mente cria toda uma camada de rejeição e luta em torno dessa dor. Se observarmos o que acontece quando surge uma dor, podemos ver que a tendência é contrairmos todas as partes do corpo em volta dessa dor e até outras partes que nada têm a ver com ela. Essas contrações musculares, que são mais intensas quanto mais forte for a dor, são o reflexo dessa atitude de não aceitação, de rejeição e até de repulsa pela sensação forte.

Se formos capazes de observar ainda mais atentamente a nossa mente e os nossos estados nesse momento, perceberemos que uma boa parte do sofrimento que estamos vivendo não vem da própria dor, mas de toda a tensão e rejeição que criamos em torno dela.

Essa é uma das razões pelas quais se tem demonstrado que o mindfulness pode ser uma prática muito útil para quem sofre de dor crônica. Vários estudos demonstram que ele pode ser suficiente para diminuir a intensidade da dor e, ao mesmo tempo, ajudar esses pacientes a lidarem da melhor forma com a dor que ainda resta, porque, quando somos capazes de acolher e aceitar as nossas dores, elas acabam por se tornar muito mais suportáveis.

E se isso se aplica às dores do corpo, aplica-se também facilmente às dores da alma. Uma das maiores fontes de tensão e sofrimento é o fato de não sermos capazes de aceitar e acolher os nossos estados internos. Passamos uma boa parte da vida lutando contra o que somos, contra o que sentimos, contra o lugar onde nos encontramos. Passamos uma boa parte da vida com medo do que está por vir ou a lamentar o que já passou, e isso só provoca ainda mais sofrimento. É o que acontece nas crises de pânico, por exemplo, em que se tem medo de ter medo e qualquer sintoma de ansiedade ou de estresse se transforma rapidamente numa crise que gera uma aflição enorme, apenas porque a pessoa entrou imediatamente em luta com aquele sintoma.

No caso da depressão, essa luta também está presente. As pessoas deprimidas têm, em regra, uma grande tendência a lutar contra os seus sentimentos, e geram muito facilmente aquilo a que se chama pensamentos ruminantes, em que ficam presas a esse estado de rejeição e de autocrítica que só faz com que a depressão vá se tornando ainda mais grave e profunda.

É importante termos noção de que essa aceitação não passa por um estado de apatia, em que simplesmente aceitamos tudo o que nos acontece. Essa aceitação é um processo de fazermos as pazes com nós mesmos e com a vida, um processo que passa por abrir os braços e perceber que podemos viver muito melhor se deixarmos de lutar com o nosso interior. Um processo em que percebemos que há espaço dentro de nós para acolher todas as dores e que esse espaço é muito maior do que julgávamos. Claro que esse processo não acontece de um dia para o outro, mas vai-se treinando e aprendendo, e é o único caminho para gostarmos verdadeiramente de nós.

Quando aceitamos e aprendemos a acolher a nossa experiência, não significa que deixaremos de fazer tudo o que estiver ao nosso alcance para corrigir o que não está certo, mas quer dizer que podemos partir para essa mudança com uma atitude de compaixão para conosco. E é essa compaixão/aceitação que tem de estar na base do verdadeiro amor-próprio e que pode ser um elemento-chave também da nossa relação com os filhos.

> Anabela era mãe de dois filhos, e uma das coisas que a aborreciam bastante era o fato de ter muitos conflitos com sua filha mais velha, que, na época, tinha 9 anos. Sentia que a menina a desafiava constantemente, o que a levava por vezes a ser demasiado ríspida, porque não conseguia lidar com ela de outro modo. À medida que foi compreendendo melhor a forma como lutava constantemente contra aquilo que sentia e contra os sinais que o seu próprio corpo lhe enviava com frequência, Anabela também foi percebendo que adotava com a filha uma postura muito rígida. A ideia de que tinha de manter sempre sob controle suas próprias emoções levava-a a acreditar que precisava ensinar a filha a fazer o mesmo, e isso fazia com que fosse pouco tolerante com todas as suas demonstrações mais emocionais. Ao mesmo tempo, também tinha medo de se deixar levar pelos seus próprios sentimentos em relação à filha. Quando foi começando a compreender que podia ser um pouco mais branda consigo própria, Anabela foi também começando a ser capaz de baixar um pouco a guarda em relação à filha e, por sua vez, isso fez com que a menina também não precisasse mais estar sempre numa postura defensiva. Esse foi o primeiro passo

para que as duas pudessem aproximar-se mais uma da outra, e os conflitos diminuíram consideravelmente.

Proponho agora que iniciemos esta descoberta do mindfulness, com alguns exercícios que você poderá facilmente incorporar no seu dia a dia. Garanto que, com a prática, os benefícios não tardarão a aparecer, manifestando-se em maior tranquilidade e bem-estar e, em última análise, em mais qualidade de vida e felicidade.

EXERCÍCIO

Estar presente sem julgar

Para ter uma ideia do que é o mindfulness, procure durante os próximos instantes entrar em contato com a sua experiência de estar aqui, agora, neste momento da sua vida. Não precisa mudar de posição nem sequer largar o livro, basta que observe a experiência de estar aqui, no seu corpo, neste instante da sua vida, neste local.

Deixe de lado a parte mais racional e analítica em que tem estado a ler e permita-se largar o controle da sua experiência aqui e agora. Tome consciência da forma como as suas mãos agarram o livro, da posição em que se encontram os seus braços e das sensações que podem surgir. Tome consciência da posição das suas pernas, pés e tronco em contato com uma cadeira, talvez, ou outra superfície.

Não precisa julgar ou avaliar, não importa se está numa posição mais ou menos correta. Experimente fechar os olhos para que seja mais fácil essa tomada de consciência. É natural que surjam pensamentos ou avaliações, é natural que apareça um impulso de corrigir ou alterar qualquer coisa na posição. Tudo bem, você pode fazê-lo, se quiser, mas também pode escolher apenas observar. Pode surgir a consciência de alguma sensação desagradável, você pode perceber que está criando tensão em alguma parte do corpo. Se for o caso, experimente não lutar contra isso: simplesmente respire e imagine que essa tensão se liberta, ao mesmo tempo que deixa sair o ar, com cada expiração. Mas faça-o sem luta, apenas como se quisesse autorizar-se a largar a tensão.

Mantenha ainda a consciência de todo o corpo durante alguns instantes, aqui presente, agora. Quando se sentir preparado, comece a tomar novamente consciência do espaço em que se encontra e, ao seu ritmo, sem pressa, abra os olhos e termine o exercício, trazendo consigo um pouco dessa capacidade de ir entrando em contato com seu corpo e com a experiência de estar verdadeiramente presente em cada momento da sua vida.

Mindfulness para pais

Criar uma nova relação com os nossos filhos

A publicação do livro de Kabat-Zinn, em 1997, marcou o nascimento da parentalidade consciente, uma área que está crescendo cada vez mais e que tem por base os ensinamentos do mindfulness e a forma como esse estado nos permite estar mais presentes e conscientes nas relações.

É por meio dessa tomada de consciência que podemos construir com os nossos filhos uma relação mais harmoniosa, que permita-nos sentir mais felizes, e que lhes permita crescerem com mais segurança e capacidade de construir uma vida feliz e realizada.

Como pais, o mindfulness oferece-nos algumas coisas muito importantes:

— Ensina-nos a gerir melhor o estresse, que pode estar na base de muitos comportamentos negativos que temos com os nossos filhos, e a lidar melhor com todos os desafios de ser pai ou mãe.

— Permite-nos lidar com o nosso passado e compreender a nossa história para que não nos limitemos a repetir o ciclo.

— Permite-nos aprender a cuidar melhor de nós e a preencher as nossas necessidades para que possamos nos tornar adultos mais tranquilos e confiantes.

— Permite-nos estar mais atentos e conscientes das necessidades dos nossos filhos.

— Dá-nos ferramentas para respondermos da melhor forma a essas necessidades, em vez de nos limitarmos simplesmente a reagir aos seus comportamentos.

Como pais, não há maior presente que possamos dar aos nossos filhos do que a capacidade de estarmos presentes com toda a nossa atenção. Desde os primeiros instantes de vida dos nossos filhos, tudo de que eles precisam é nos sentir presentes.

Com frequência dizemos que as crianças se portam mal apenas para chamar a atenção. Isso demonstra que sabemos que uma criança com falta de atenção faz tudo o que estiver ao seu alcance para consegui-la. Mesmo que essa atenção se transforme em atenção negativa, mesmo que ralhemos com a criança ou que a castiguemos, ela voltará a repetir tudo outra vez apenas para sentir que a tem. Por quê? Porque, como seres humanos, precisamos nos sentir ligados uns aos outros. E as crianças precisam, sobretudo, se sentir ligadas aos pais.

Mesmo que isso tenha consequências negativas, a intensidade dessa necessidade de sentir que os nossos pais se importam conosco e que estão ligados a nós é tão forte, tão primordial e instintiva que, por mais que a criança saiba que vai ficar triste depois de ser castigada, ela não consegue evitar esse comportamento. Porque precisa sentir, pelo menos durante breves instantes, que está ligada aos seus pais e que eles se importam com ela.

Isso não quer dizer que tudo aquilo que consideramos mau comportamento seja para chamar atenção. Por vezes acontece apenas porque a criança se sente cansada ou desorientada, ou devido a algumas dinâmicas e padrões de funcionamento que são criados e se estabelecem, e que ela não tem capacidade de alterar sozinha. Mas, nesses casos, mais uma vez a presença dos pais pode fazer toda a diferença. Pode ajudar a criança a reencontrar e restabelecer o seu equilíbrio.

O mindfulness que nos ensina a estar presentes também pode nos ajudar a ir à origem do problema e a perceber aquilo que motivou determinado comportamento por parte da criança: se era apenas para chamar atenção ou se a criança está de fato com alguma dificuldade ou desconforto que precise ser resolvido. Porque, quando conseguimos estar presentes, sem julgamentos, fica muito mais fácil observar as coisas como elas são, não como a nossa cabeça nos diz que gostaríamos que fossem. Assim, fica também muito mais fácil perceber o comportamento dos nossos filhos por aquilo que ele é, e não como um ataque pessoal à nossa pessoa ou como alguma espécie de confronto que serve apenas para nos perturbar.

Dizemos muitas vezes que a criança só está querendo chamar a atenção, como se fosse algo negativo, mas a verdade é que isso não tem nada de errado: uma criança que chama a atenção está em contato com seu instinto e sabe que precisa da presença dos pais. Esse instinto não está errado, mesmo que a criança nem sempre seja capaz de demonstrá-lo da melhor forma.

Aquilo de que mais precisam as crianças que chamam muito a atenção é, em primeiro lugar, sentir que podem ter essa presença por parte dos pais sem precisar pedi-la ou reivindicá-la e, em segundo, aprender formas mais eficientes de fazer esses pedidos. Então, o mais importante no nosso papel como pais não é propriamente o de reprimir esses comportamentos para chamar atenção, mas encontrar formas de percebê-los por aquilo que são: tentativas desajeitadas e, muitas vezes, desesperadas de sentir a nossa presença.

Na verdade, também nós, adultos, precisamos nos sentir ligados às outras pessoas. Existem pesquisas que demonstram que o sentimento de solidão é uma das coisas mais mortíferas que existem e que pode aumentar muito a probabilidade de sofrer até de um ataque cardíaco. Alguns estudos demonstram que a dor da rejeição ativa as mesmas zonas do cérebro que a dor física. Não é por acaso que dizemos ficar de coração partido quando sentimos que alguém não gosta de nós.

Quando conseguimos dar aos nossos filhos a presença de que eles tanto precisam, podemos perceber que muitas coisas começam a mudar.

A criança não precisa mais chamar nossa atenção e pode simplesmente sentir-se livre para viver, para crescer e para ser ela própria. Gordon Neufeld diz que as crianças devem descansar no nosso amor, o que significa que devemos oferecê-lo e mantê-lo presente da forma mais constante e incondicional que nos for possível. Isso quer dizer que as crianças não devem precisar se esforçar para se sentirem amadas. Esse sentimento deve ser um dado adquirido, sempre. Independentemente de tudo o que possa acontecer.

Carl Rogers, figura central da Psicologia Humanista, nos anos 1940 afirmava que as crianças, para crescerem e para se desenvolverem de forma saudável, precisam sentir aquilo que ele designava por uma apreciação incondicional positiva. Mas não bastava que os pais sentissem esse amor ou essa aceitação; era necessário que encontrassem formas de torná-lo óbvio para os filhos.

Sabemos que todos os pais amam seus filhos incondicionalmente, mas a verdade é que nem sempre somos capazes de demonstrar isso. Muitas vezes, nós próprios esquecemo-nos de que esse amor incondicional existe, e esquecemo-nos de mantê-lo presente na relação. Geralmente isso acontece porque ficamos muito envolvidos com os nossos próprios problemas, com as nossas ansiedades, com as nossas culpas, preocupações e receios.

Por outro lado, muitas vezes temos algum receio de confiar em nossos filhos e no amor que sentimos por eles. Nem sempre é fácil nos deixarmos guiar por esse amor nos dias de hoje, em que se fala de tanta coisa, em que se discutem e debatem tantas ideias e em que existem tantos especialistas a nos dar conselhos sobre educação.

A nossa própria história, as nossas próprias feridas ainda por sarar são, muitas vezes, o que nos impede de confiar nesse amor. Porque aprendemos a não depender dos outros, e porque ninguém nos ensina que é possível confiar nas pessoas e estabelecer relações significativas sem receios e inseguranças. Ao mesmo tempo que não aprendemos a confiar nos outros, também aprendemos a não confiar em nós, e em vez disso desconfiamos dos nossos instintos, da nossa intuição e do nosso coração, da nossa capacidade de nos ligarmos verdadeiramente a outro ser humano. Quando nasce um filho e entramos em contato com todo o amor que sentimos por ele, esse amor pode ser tão avassalador que nos assusta e intimida, despertando o receio de confiarmos e de nos entregarmos por inteiro a outro ser humano, mesmo que este seja o nosso próprio filho. Vivemos ainda numa sociedade em que somos constantemente bombardeados com todo tipo de informação, em que se valoriza demasiadamente o lado intelectual e racional, e em que se diz constantemente que só o amor não basta. Uma sociedade que nos fala constantemente de todas as regras, limites e atitudes que precisamos desenvolver com nossos filhos. Uma sociedade que deixou de saber seguir o instinto e de confiar no amor. As neurociências começam a perceber que nosso organismo não é completamente independente, ou seja, até pode funcionar bem sozinho, mas somos sempre influenciados pelos estados internos das pessoas que nos são próximas quando estamos em relação com elas. Por exemplo, já foi observado que, em terapia, quando um psicoterapeuta escuta atentamente, com abertura e disponibilidade para a outra pessoa, há uma tendência para que ambos adotem posturas corporais semelhantes, para mudarem até de posição no mesmo momento e para que a própria respiração fique numa certa sincronia.

Também se sabe que, quando os bebês estão junto do corpo das mães, começam a adotar os seus ritmos fisiológicos: o organismo mais imaturo do bebê sintoniza-se com o da mãe e passa a seguir o seu ritmo respiratório, os seus batimentos cardíacos, conseguindo assim, mais facilmente, manter uma temperatura corporal adequada. James McKenna, que se dedicou a estudar o sono dos bebês, defende que essa é uma proteção importante contra a síndrome de morte súbita: a proximidade com o corpo da mãe permite ao bebê regular de forma mais eficiente os seus ritmos de respiração, impedindo assim paradas respiratórias, que podem estar na origem desse problema e que acontecem porque o seu organismo ainda é muito imaturo.

Isso mostra que os nossos estados internos são permeáveis aos estados dos outros. Podemos dizer que, quando estamos realmente presentes na nossa relação com os outros, cria-se uma espécie de canal que permite a passagem de algum tipo de informação que pode levar a essa sincronia dos próprios ritmos biológicos. Acredito que isso é ainda mais real quando falamos de pais e filhos. Acredito também que as crianças, em algum nível da sua consciência, sabem que precisam dessa ligação e por isso procuram-na de todas as formas, chamando a nossa atenção sempre que necessário e pedindo a nossa presença. Sendo assim, quando usamos o mindfulness como uma ferramenta para estarmos mais presentes e passamos a ser capazes de nos sentir mais tranquilos e equilibrados, tornamo-nos também modelos melhores para os nossos filhos, até do ponto de vista fisiológico.

O mindfulness e a capacidade de aprendermos a lidar com as nossas emoções também podem ser muito importantes nos momentos de crise.

Quando estamos junto de uma criança que chora, que está agitada, frustrada ou zangada e que teve um pico de emoções muito intenso, emoções que ela ainda tem muita dificuldade em controlar, a melhor ajuda que podemos dar a ela é sermos os primeiros a manter a calma. Se formos capazes de manter a serenidade perante um filho que está temporariamente desesperado, podemos mais facilmente mostrar à criança como voltar a esse estado de calma — nosso organismo, mais maduro e competente, pode servir de modelo para a criança. Isso é importante porque, muitas vezes, somos nós que alimentamos o desespero nas crianças quando não somos capazes de lidar com as suas emoções e de acolher os seus sentimentos mais intensos. Essa capacidade de acolher os sentimentos sem nos deixarmos ser completamente levados por eles pode fazer a diferença entre um episódio explosivo que dura apenas alguns minutos ou um que se prolonga até que a criança pare por pura exaustão.

Algo que também deve estar presente numa prática de mindfulness e que é muito importante na parentalidade é a atitude de aceitação e de compaixão que aprendemos a ter por nós próprios e, consequentemente, pelas pessoas que nos rodeiam. Quando começamos uma prática de mindfulness, percebemos rapidamente que a nossa atenção se afasta muitas vezes da respiração e que não é fácil mantê-la focada. Quando isso acontece, podemos ter tendência a ficar frustrados, zangados, impacientes. Mas, com o tempo, podemos perceber que esses sentimentos vêm apenas dos julgamentos que fazemos sempre que nos damos conta de que a nossa atenção se desviou. É igualmente fácil perceber que, se dermos demasiada atenção ou importância a esses julgamentos, essa prática acaba rapidamente por se tornar mais uma fonte de tensão e mal-estar. É importante compreender que podemos evitar esses julgamentos e simplesmente trazer nossa atenção de volta. Quando voltamos a focar a atenção e o fazemos com compaixão, estamos treinando a capacidade de nos aceitarmos como somos, mesmo nos momentos mais desafiadores. Quando aceitamos que faz parte da natureza da mente desviar-se e percebemos que meditar é simplesmente trazê-la de volta, quando deixamos de nos julgar como incapazes ou incompetentes para essa prática e conseguimos reorientar a mente com carinho e respeito, aprendemos uma importante lição: que tudo fica mais fácil quando respeitamos a nossa verdadeira natureza. E, quando aprendemos a respeitar a nossa natureza, aprendemos a respeitar também a das pessoas com quem vivemos.

Os pais são o primeiro espelho dos filhos: é para os pais que as crianças olham à medida que vão tentando perceber quem são. É por meio do olhar dos pais que as crianças aprendem a ver a si próprias, é por meio daquilo que leem no olhar dos pais que vão aprendendo a criar a sua autoimagem. Então, se lidamos com elas com uma visão de que só fazem asneiras que precisam ser corrigidas, é assim que elas vão passar a se ver. Se olhamos para os nossos filhos e pensamos que são incapazes, mal-educados, egoístas, ignorantes ou indisciplinados, é assim que eles irão passar a ver a si próprios. Por isso é essencial sermos capazes de orientá-los, partindo sempre de uma base de confiança. Partindo de uma visão de que eles são capazes, competentes. Acreditando na sua bondade e na sua natureza genuína, e não pensando que existe algo de mal dentro deles que precisa ser corrigido.

> *A forma como falamos com os nossos filhos irá moldar o diálogo interno que os acompanhará para o resto das suas vidas. Aquilo que lhes dizemos, a forma como o repetimos dia após dia, irá transformar-se na sua voz interior.*

A forma como nós, hoje adultos, falamos com nós mesmos tem muito daquilo que os nossos pais nos diziam e da forma como o diziam. Então é muito importante que nos tornemos conscientes do peso dessa responsabilidade, mas que, ao mesmo tempo, encontremos uma forma de tornar esse peso mais leve. É fundamental que sejamos capazes de perceber o impacto que as nossas opiniões e atitudes têm na construção da identidade dos nossos filhos e que sejamos capazes de gerir essa influência de uma forma livre de culpas e de ressentimentos, à medida que vamos dando a melhor resposta possível a tudo o que os nossos filhos vão nos comunicando. E para isso é preciso saber olhar, escutar, acolher e confiar.

É precisamente isso que o mindfulness nos ensina. Porque, quando aprendemos a olhar para nós próprios e percebemos que somos mais facilmente capazes de mudar o que nos incomoda partindo da confiança e da aceitação, e não da luta, então tudo pode mudar na nossa relação com os filhos. Quando mudamos a nossa atitude e o nosso diálogo interno, mudamos o espelho que nossos filhos veem diariamente. Quando somos um espelho melhor, eles podem acreditar que também são melhores, mais capazes. Sentem-se mais seguros e protegidos e podem tornar-se tudo o que a sua essência lhes permite que sejam.

Construir uma rotina mais consciente

Para criar uma rotina mais consciente, a primeira coisa que precisamos fazer é entrar em contato com nossos valores e intenções. Mas cuidado: ter uma intenção é diferente de ter um objetivo.

Um objetivo é uma meta que precisamos atingir e da qual, de tempos em tempos, verificamos se estamos nos aproximando.

É importante termos consciência da nossa intenção ao educarmos os nossos filhos, porque é ela que irá nortear todo o nosso comportamento em relação a eles. A minha intenção pode ser ter uma vida familiar mais harmoniosa e livre de conflitos, por exemplo, mas isso não quer dizer que eu queira que os meus filhos se portem sempre bem. Nesse caso, devo focar-me apenas nessa intenção, que está relacionada com o fato de eu valorizar uma vida mais tranquila, com relações mais harmoniosas, em que as pessoas se comunicam melhor. É essa intenção que deverá estar presente no meu dia a dia, e que me lembrará de como quero agir em cada situação, mas, mais uma vez, essa intenção não é uma meta ou um objetivo. Um objetivo tem de ser uma coisa concreta e específica; uma intenção é muito mais vaga. Por exemplo, eu poderia ter o objetivo de nunca mais gritar com o meu filho e só acabaria por criar frustração e tensão cada vez que sentisse que falhei. Mas, se a minha intenção for apenas ser capaz de me comunicar cada vez melhor, então não há razão para me sentir frustrada, porque sinto que isso é um caminho, um processo, uma aprendizagem que vou fazendo, orientada por esses valores, e não apenas uma meta a que tenho de chegar.

Joana perdia muitas vezes a paciência com seus filhos e gritava com eles, quase diariamente. Procurou a prática de meditação, porque queria mudar isso. Nesse caso, se a sua intenção fosse nunca mais gritar com os filhos, seria provável que isso lhe causasse alguma frustração e desmotivação quando começasse a perceber que não poderia cumpri-la cem por cento. Uma intenção formulada desse modo, na verdade, é mais um objetivo que uma intenção, e os objetivos, além de poderem falhar, obrigam-nos a verificar constantemente se já estamos perto ou não de atingi-los. Então, nesse caso o mais adequado foi formular a intenção de ser uma mãe mais paciente e tranquila. Isso permitiu-lhe, aos poucos, ir-se sentindo mais perto dessa mãe que gostaria de ser, e, como é algo um pouco mais vago do que um objetivo (que precisa ser concreto), permite incluir a ideia de que, mesmo que Joana volte a gritar com os filhos uma ou outra vez, continuará a ser, no geral, uma mãe tranquila como valoriza ser.

É muito importante sermos capazes de distinguir objetivos de intenções, porque os objetivos, por vezes, podem criar mais tensão e pressão na nossa vida, enquanto as intenções devem servir apenas para nos guiar, orientar e fazer voltar ao caminho quando sentimos que estamos nos afastando muito dos nossos valores.

Ter uma intenção permite-nos entrar em contato com o nosso lado saudável — aquele que sabe exatamente do que precisamos — e deixá-lo estar presente durante alguns instantes, dar-lhe voz.

EXERCÍCIO

Definir a sua intenção

Sente-se de uma forma em que se sinta confortável, mas que lhe permita manter a coluna bem ereta e os ombros e braços descontraídos. Comece por tomar consciência do corpo e da respiração, observando-os durante alguns instantes.

Depois de alguns minutos, entre em contato com a sua intenção. Pense naquilo que o fez procurar este livro. Pense naquilo que faz você querer ser melhor mãe ou pai, querer ser melhor pessoa. Deixe que o seu coração fale e lhe mostre aquilo que é mais importante para você enquanto pai ou mãe. Deixe que se manifeste a sua parte mais saudável, aquela que sabe o que é importante e necessário.

Passe alguns instantes mantendo presente essa intenção, entrando em contato com essa parte de você que sabe exatamente aquilo que é mais importante. Dê-se algum tempo para que essa sabedoria surja, sem grandes pressões. Este exercício destina-se simplesmente a lembrá-lo de que existe uma parte de você que conhece as suas necessidades, existe uma parte de você que sabe exatamente o que é mais importante e tem mais valor. Quer ser uma pessoa menos explosiva? Ter mais tempo de qualidade com os seus filhos? Trata-se apenas de dar voz a essa parte e de colocá-la em primeiro plano na sua vida, fazendo com que essa intenção seja sempre o princípio orientador na sua relação com os seus filhos.

Passe alguns instantes apenas a deixar que essa intenção esteja presente. Isso pode acontecer com imagens, palavras, frases ou apenas sensações. Comprometa-se a nutrir essa intenção e, com o tempo, ela passará a orientar os seus dias, lembrando-o em cada instante daquilo que verdadeiramente importa.

Depois de alguns minutos, termine este exercício voltando a tomar consciência do seu corpo e do espaço em que se encontra. Lembre-se de, diariamente, entrar em contato com a sua intenção enquanto pai ou mãe e de torná-la presente na sua vida diária. Principalmente nos momentos mais intensos, é importante mantermos presente a nossa intenção, já que é ela que nos ajudará a sentir que estamos em consonância com os nossos valores e será o guia que nos norteia.

Prática formal e informal

Aprende-se melhor o mindfulness quando estamos parados, num local onde não existam outros estímulos, de olhos fechados e com a atenção voltada para um objeto que, geralmente, começa por ser a respiração. Isso é o que se chama de prática formal. É importante treinarmos esse estado com uma prática de meditação formal regular, mas também é importante que sejamos capazes de encontrar no nosso dia a dia alguns momentos que nos permitam estar simplesmente presentes. A isso chama-se prática informal, em que não precisamos interromper o que estamos fazendo para treinar a capacidade de estar mais presentes.

É mais fácil fazer isso com as coisas agradáveis do nosso dia, mas também é possível fazê-lo com as tarefas desagradáveis, e aqui podemos ter surpresas, porque descobrimos que afinal nenhuma tarefa é, em si mesma, desagradável. São apenas os comentários e os julgamentos da nossa mente que lhe atribuem esse rótulo. E quando percebemos que não precisamos ficar presos aos rótulos, descobrimos que até lavar a louça ou fazer a cama pode ser um momento perfeito para estarmos presentes e para observar e acolher a nossa essência interior, habituando nossa mente a focar-se no presente.

Mindfulness informal: como introduzir momentos de consciência ao longo da rotina diária

— Quando se levantar de manhã, não o faça de forma automática, procure antes tirar alguns momentos para entrar verdadeiramente em contato com o seu corpo. Observe-o alguns instantes, sinta a respiração e espreguice-se com vontade e com consciência, sentindo todo o corpo a acordar.
— Escolha alguma tarefa que faça parte do seu dia a dia e que possa ser feita com atenção plena. Prefira, para começar, uma tarefa agradável, para que seja mais fácil focar-se verdadeiramente nela. Você pode usar, por exemplo, o banho como um momento de mindfulness. Sinta a água correndo pelo corpo e observe o que acontece em você, no seu corpo, na sua respiração. Observe a água a correr. O seu som, o seu aspecto. Tome consciência de cada instante desse banho como se fosse o primeiro da sua vida. A grande vantagem desses exercícios é que você não precisa de tempo extra para introduzi-los e eles podem fazer a diferença na forma como encara a sua rotina e o começo do seu dia.
— Tente praticar o mesmo exercício de atenção plena enquanto desempenha uma tarefa desagradável e veja se lhe é possível observar do mesmo modo aquilo que se passa com você. Entre em contato com as sensações do corpo, mas também com as

emoções e pensamentos que a tarefa lhe desperta e procure observá-los, distanciando-se dos julgamentos e das análises que inevitavelmente surgirão.

— Quando se deitar, aproveite também para passar alguns momentos sentindo a respiração e tomando consciência de que pode relaxar, soltar-se e deixar o corpo repousar sobre a cama. Você pode levar a sua consciência a percorrer cada uma das partes do corpo, como se respirasse através de cada uma delas e pudesse deixar sair a tensão toda sempre que esvazia os pulmões, imaginando todo o cansaço e tensão acumulados durante o dia saindo junto com o ar, em cada expiração.

Procure igualmente construir uma rotina que lhe permita incorporar uma prática formal, seis dias por semana, pelo menos durante quinze a vinte minutos. É nesse período de prática que você estará verdadeiramente alterando seus padrões de funcionamento, e ela é essencial para alimentar a sua prática informal e para lhe permitir manter-se mais consciente ao longo do dia.

EXERCÍCIO

Prática formal: atenção plena da respiração

A observação da respiração é um bom exercício para começar a criar uma rotina de prática. Para fazer este exercício, comece por escolher um local onde saiba que poderá ficar sozinho durante uns dez ou quinze minutos. Encontre uma posição confortável, que lhe permita manter a coluna bem alinhada, com os ombros e braços descontraídos. Deixe que as mãos fiquem descontraidamente apoiadas nas coxas e certifique-se de que os pés estão bem apoiados no chão, caso esteja sentado numa cadeira.

Procure uma zona do corpo onde sinta que o movimento da respiração é mais nítido, mais fácil de observar. Pode ser o peito ou o nariz, por exemplo. Durante os próximos minutos, observe esse movimento constante, mas encare cada respiração como se fosse a primeira da sua vida.

Traga esse movimento da respiração para o primeiro plano da sua consciência. É muito natural que a sua atenção se desvie várias vezes da respiração para ir atrás dos pensamentos. Sempre que isso acontecer, limite-se a aceitar que faz parte da natureza da mente produzir e deixar-se levar pelos pensamentos, mas procure voltar a trazê-la para a respiração. Faça-o partindo de uma atitude de aceitação e de compaixão, mas também de disciplina e firmeza, como um pai ou mãe que guiam o filho com firmeza, mas com o amor e o carinho sempre presentes.

Traga a sua atenção de volta tantas vezes quantas forem necessárias e lembre-se de que, se a sua atenção se desviar várias vezes da respiração, isso não quer dizer que esteja fazendo algo errado. É este mesmo o movimento: a atenção desvia-se e voltamos a trazê-la de volta. É esse o treino e é nisso que consiste o exercício. Sempre que se der conta de que a sua atenção já está longe da respiração, tome consciência do conteúdo da sua mente nesse instante em que percebeu que já estava longe da respiração. Depois, você pode dar um nome a esse conteúdo e simplesmente largue-o, sem análises ou julgamentos, voltando uma e outra vez à respiração, a sua base, a sua âncora no presente.

PARTE II

COMPREENDER NOSSO PASSADO: O PONTO DE PARTIDA PARA EDUCAR MELHOR OS NOSSOS FILHOS

Saber de onde viemos

Resolver o passado para educar melhor no futuro

Uma das coisas que podemos perceber rapidamente com o mindfulness é que precisamos cuidar de nós para podermos cuidar dos nossos filhos como eles merecem. Quando viajamos de avião e os comissários de bordo falam dos cuidados a ter em caso de despressurização, uma das coisas que recomendam é que os adultos ponham sempre as máscaras de oxigênio em si próprios antes de as colocarem nas crianças. Não seria muito útil colocar a máscara no seu filho se em seguida você desmaiasse por falta de oxigênio e não pudesse ajudá-lo mais. Aqui se passa exatamente o mesmo: não serve de nada tentarmos cuidar dos nossos filhos o melhor possível se não formos capazes de cuidar primeiro de nós. Uma prática regular de mindfulness pode funcionar como a nossa máscara de oxigénio no dia a dia.

> *Se não conseguirmos encontrar uma forma de sarar as nossas feridas e de lidar com as emoções, será difícil lidarmos da melhor forma com todas as emoções intensas que os nossos filhos naturalmente provocam em nós.*

Uma das coisas que as pesquisas nessa área demonstram é que existe uma grande tendência para estabelecermos com os nossos filhos o mesmo tipo de vínculo que tivemos com os nossos pais — a menos que façamos ativamente algum trabalho de crescimento interior. Se quisermos quebrar o ciclo e dar aos nossos filhos tudo o que sentimos faltar na nossa própria vida, precisamos, em primeiro lugar, conhecer a nossa história, dar-lhe algum significado e fazer as pazes com o passado. Isso implica deixar sarar as feridas que estiverem abertas.

A nossa relação com os filhos pode ser o grande motor para tentarmos sarar essas feridas e, muitas vezes, são eles que nos fazem perceber que elas existem. Mas é essencial que saibamos que não podem ser eles os responsáveis por nos ajudar a curá-las. Por vezes, olhamos inconscientemente para os nossos filhos como uma espécie de compensação pelo que sofremos, ou pensamos que serão as primeiras pessoas capazes de nos amar de verdade e de precisar mesmo de nós. Mas é colocar um peso demasiado grande nos seus ombros e uma responsabilidade muito maior do que aquela que eles podem assumir quando pensamos que o nosso papel de mãe ou de pai poderá servir para corrigir ou cicatrizar feridas do nosso passado. É um peso tão grande que acabará mesmo por contaminar toda a relação com eles e por nos impedir de vivê-la com toda a liberdade e leveza que ela merece. Então é importante termos noção de que, numa parentalidade mais consciente, os filhos podem ser fundamentais para nos fazer entrar em contato com as feridas e com o passado, mas nunca devem tornar-se o meio para curá-las. Somos nós, pais e adultos, os únicos verdadeiros responsáveis por esse trabalho tão importante de conhecer a nossa história, de compreender o nosso caminho, de saber de onde viemos e para onde queremos ir — com os nossos filhos, sim, mas não por meio deles. Como adultos, temos a obrigação de procurar ajuda exterior se sentirmos que as feridas são muito profundas para lidarmos com elas sozinhos, mas essa ajuda tem de vir de outros adultos, que, de preferência, sejam profissionais ou pelo menos experientes em lidar com as suas próprias feridas.

Como pais e adultos responsáveis por nós próprios e pelo nosso caminho, a primeira coisa que precisamos fazer é perceber e aceitar a nossa própria história, em vez de, muitas vezes, sermos vítimas do nosso passado quando ele foi difícil. Ao tomar consciência do que já vivemos, tornamo-nos mais capazes de assumir a responsabilidade por quem somos e pelo que queremos fazer com a vida. O mindfulness pode ajudar-nos a acolher todos os sentimentos difíceis que podem ser despertados por essas visitas ao passado e a identificar onde estão essas feridas antigas, para que possamos curá-las.

Então, para reconhecermos a nossa história, precisamos olhar para a criança que fomos, para a forma como os nossos pais nos acolheram nessa fase e como lidaram com as nossas necessidades. Ao tomarmos consciência da maneira como elas foram ou não acolhidas pelos nossos pais, também estaremos tomando consciência da maneira como lidamos com as necessidades dos nossos filhos à medida que eles vão crescendo. E aqui gostaria de deixar uma nota para os pais de filhos já crescidos que, entretanto, foram se apercebendo de que nem sempre deram a melhor resposta às suas necessidades. Gostaria de dizer que nunca é tarde para estabelecer com seus filhos a relação que almejam. As crianças, e mesmo os adolescentes, estão sempre prontos para nos receber, desde que saibamos chegar até eles. E se, em algum momento do nosso percurso, as nossas próprias feridas não nos deixaram ver as deles, é sempre tempo de reconhecer isso e de mostrar que estamos dispostos a aceitar os nossos erros e as nossas limitações. Na maior parte das vezes, nossos filhos estão muito mais disponíveis para nos perdoar e para estabelecer uma nova relação conosco do que imaginamos. Só precisamos lhes mostrar que temos vontade de iniciar uma nova fase da relação. Mesmo que precisemos esperar algum tempo até que eles o percebam e reconheçam, é sempre possível começar de novo e mudar o que sentimos que precisa ser mudado. E é importante que o façamos sem culpas.

A culpa é, muitas vezes, o primeiro obstáculo para a mudança. Quando percebemos que não fomos os pais que poderíamos ter sido para os nossos filhos, quando tomamos consciência de que nem sempre estivemos tão presentes quanto gostaríamos nos seus primeiros tempos de vida ou que fizemos muitas opções que gostaríamos de não ter feito, a tendência, quase sempre, é de nos sentirmos tão culpados que se torna difícil encarar a realidade e definir aquilo que podemos mudar no tempo que ainda temos à nossa frente. Muitas vezes, a culpa é tão avassaladora que até nos impede de tomar verdadeiramente consciência daquilo que poderíamos fazer diferente. Essa é uma emoção que bloqueia, que nos impede de agir. É um sentimento que pode se tornar tão forte que tudo o que queremos é nos livrar dele, mesmo que isso implique não pensar mais no que o originou e deixar que tudo continue exatamente na mesma. Por tudo isso, precisamos deixar de lado esse tipo de culpa que bloqueia. Precisamos fazer as pazes com quem somos e com a fase do caminho em que nos encontramos. Precisamos saber que fizemos o melhor que sabíamos com o conhecimento e com a consciência que tínhamos na época, e nos aceitar enquanto pais que amam os filhos e que fazem por eles o melhor que sabem e podem.

Para sermos melhores pais, precisamos aceitar que também temos a nossa história e as nossas feridas. E para isso é preciso deixar de lado o medo de entrar em contato com o passado, com as feridas que ainda não sararam. É necessária alguma coragem para mexer em coisas que ficaram guardadas durante muitos anos e para olharmos para trás sem culpas e sem receios. Também é necessário coragem para sermos capazes de identificar aquilo que não está bem e que podemos esforçar-nos para mudar. O mindfulness pode nos ajudar a encontrar essa coragem, porque nos dá um local de refúgio no meio da tempestade. Por meio dessa prática, percebemos que nenhuma emoção, nenhum sentimento é assim tão assustador quando encontramos uma âncora na qual podemos nos agarrar. O mindfulness pode ser essa âncora, um porto seguro que existe dentro de nós próprios e que nos permite ter a certeza de que não seremos levados por nenhuma tempestade interna, por mais forte e assustadora que nos possa parecer.

O apego

A base que define a nossa relação com o mundo

Para compreendermos a nossa história, precisamos começar pelo princípio e conhecer algumas noções básicas sobre a forma como as experiências dos primeiros anos de vida podem marcar e influenciar para sempre a maneira como vemos a nós próprios, como nos relacionamos e como lidamos com o mundo e com os desafios que ele vai nos apresentando.

À medida que vamos tendo noção desses conceitos básicos, vamos percebendo melhor a nossa história e como nos tornamos a pessoa que somos hoje, mas, ao mesmo tempo, podemos também ir percebendo a forma como as nossas atitudes e ações vão contribuindo para moldar a história dos nossos filhos. Portanto, a viagem que fazemos ao nosso passado é também uma viagem ao presente e ao futuro dos nossos filhos.

Se tivemos uma infância muito difícil, com experiências demasiado dolorosas que sentimos que, de alguma forma, ainda nos incomodam, então a forma mais segura de fazer essa viagem ao nosso interior para compreender a nossa história será por meio da ajuda de um profissional competente e qualificado, como um psicoterapeuta que possa nos dar o apoio necessário para uma transformação interior positiva. Se sentimos que essas feridas não são tão dolorosas, de modo que possamos lidar com elas sem esse apoio, então o mindfulness pode nos dar a segurança necessária para fazermos sozinhos essa viagem sem nos deixarmos abalar tanto. Na verdade, mesmo nos casos em que procuramos apoio terapêutico, o mindfulness pode ser uma ajuda preciosa para acelerar todo o processo.

Fazer essa viagem ao nosso interior para compreender e aceitar melhor o nosso passado vai trazer benefícios, não apenas a nós próprios, mas também à relação com as nossas crianças.

Embora já não seja possível mudar aquilo que vivemos, temos sempre tempo de mudar a experiência atual com a nossa prole, em qualquer momento. É verdade que é mais fácil criar certos padrões de funcionamento nos primeiros tempos de vida, mas, embora exija um pouco mais de esforço, também é possível alterar esses padrões de funcionamento com crianças mais velhas ou até com adolescentes.

Desde o primeiro momento de vida, as crianças nascem predispostas a se relacionarem e criarem laços.

A primeira pessoa a chamar a atenção para o fato de os bebês nascerem já com comportamentos instintivos que demonstram bem a sua predisposição para estabelecer vínculos foi o psiquiatra e psicanalista britânico John Bowlby. Esse autor teve e ainda tem um papel de destaque nas teorias do desenvolvimento infantil e foi o primeiro a salientar a importância do conceito de apego, termo que usou para se referir a esse vínculo primordial e fundamental que o bebê estabelece com a mãe ou com o seu cuidador principal. Hoje sabemos que o bebê pode estabelecer uma relação de apego com mais pessoas que estejam presentes na sua vida, mas Bowlby referia-se principalmente à mãe, com quem, regra geral, o bebê estabelece a primeira relação de apego.

Até então, acreditava-se que, para se desenvolverem, os bebês precisavam apenas de alimento e de boas condições materiais que lhes dessem alguma proteção. Bowlby trabalhou com algumas crianças que tinham ficado órfãs após a Segunda Guerra Mundial. Isso permitiu-lhe ver de perto os efeitos devastadores que a perda da figura materna representava para aquelas crianças. Trabalhou também com várias crianças temporariamente institucionalizadas, o que o levou a perceber como era fundamental a ligação que a criança estabelece com a mãe, e como essa ligação poderia ser perturbada e alterada por um afastamento, mesmo que temporário, e ainda como essa perturbação tinha um impacto tão notório e inquestionável em todo o comportamento da criança e na sua estruturação psicológica.

Um autor que impressionou Bowlby com seu trabalho foi Konrad Lorenz, que, nos anos 1930, descreveu aquilo a que chamou de processo de *imprinting* — estampagem, em português. Lorenz observou que os patos, assim que acabavam de nascer, criavam uma espécie de vínculo com o primeiro animal que vissem, e todo o seu comportamento passava a ser orientado em função dessa figura.

Mas Lorenz observou que, na falta dessa figura materna ao nascimento, os gansinhos acabavam por se orientar para a primeira figura que vissem em movimento, e, assim, usando o instinto básico desses animais, acabou por fazer com que uma ninhada de gansos o tomasse como figura materna e passasse a segui-lo para todo lado. Numa das suas fotos mais célebres, o pesquisador aparece com um grupo de gansinhos caminhando atrás dele.

Bowlby ficou bastante impressionado com a demonstração desse mecanismo e concluiu que, uma vez que os humanos nasciam ainda mais dependentes, fazia sentido que, na nossa espécie, também existisse algum tipo de mecanismo com a função de manter a proximidade do bebê com os seus pais e garantir a sua sobrevivência.

Se pensarmos no tempo de que um bebê humano precisa para ser capaz de começar a andar, ou para ser capaz de se alimentar, percebemos que os humanos nascem mesmo muito incompletos do ponto de vista fisiológico. Isso quer dizer que são bebês que, para sobreviver, precisam de um vasto leque de cuidados que se estendem por um longo período. Então, se a capacidade de criar laços e um certo grau de dependência é uma característica de todos os mamíferos, no homem essa característica torna-se ainda mais evidente e pode ser um dos fatores que estão na origem dessa necessidade básica e fundamental que todos os bebês têm de criar um vínculo com uma pessoa adulta que os possa alimentar, proteger e ajudar a sobreviver.

Na teoria de Bowlby, ao contrário do que se pensava até então, o bebé não era visto como um ser totalmente passivo, já que nascia com a competência inata para criar um vínculo com a mãe.

Um dos comportamentos instintivos e inatos descritos por Bowlby é o sorriso. Quando o bebé nasce, ainda não tem a capacidade de produzir um sorriso intencional; durante as primeiras semanas, é apenas uma consequência fisiológica da ativação de alguns músculos, não é dirigido a ninguém e não acontece por nenhum motivo especial. É entre seis e oito semanas de vida que o bebé começa a sorrir intencionalmente para as pessoas que cuidam dele. Esses sorrisos são, desde logo, uma das maiores fontes de gratificação para os pais. São um dos primeiros passos para a solidificação do vínculo entre pais e filhos.

O sorriso serve para nos ajudar a perceber de que modo se vai estabelecendo esse vínculo, porque, nos primeiros tempos, o bebé sorri indiscriminadamente para a maior parte dos rostos que encontra, mas, com o tempo, os seus sorrisos vão sendo cada vez mais direcionados para as suas figuras de apego, mostrando que começa a ser capaz de distinguir as pessoas com quem cria vínculos e que, naturalmente, começa a dar-lhes alguma preferência. Isso é ainda mais visível por volta do oitavo mês, quando se dá aquilo a que se chama angústia do estranho. Esse é o nome dado a uma fase em que mesmo os bebés mais sociáveis começam a rejeitar a interação com pessoas que não conhecem muito bem. Essa atitude do bebé pode ser encarada como uma fonte de tensão ou de angústia pelos pais e também por alguns familiares que estavam habituados a ser recebidos com sorrisos e agora se sentem rejeitados, mas, na verdade, isso só demonstra que o bebé já conhece bem as suas figuras de apego, já sabe perfeitamente com quem se sente seguro e protegido.

Hoje já se sabe, portanto, que os bebés nascem com muito mais competências do que se julgava. Brazelton, por exemplo, descreve que, ao fim de poucas horas, os bebés recém-nascidos já são capazes de distinguir o cheiro do leite das suas próprias mães, assim como distinguem, desde o primeiro momento de vida, o som da sua voz e, ao final de pouco tempo, a voz do pai, caso ele tenha sido bastante presente na gravidez. Louis

Cozolino explica que os recém-nascidos até parecem já ser capazes de reconhecer o ritmo dos batimentos cardíacos da mãe e defende, ainda, que as primeiras memórias do bebê começam, muito provavelmente, no útero, pelo menos a partir do oitavo mês de gestação.

Os bebês recém-nascidos, com poucas horas de vida, demonstram já uma preferência por todas as formas que se assemelhem a rostos humanos, e mais ainda pelo rosto de suas mães. Já mostram também tendência para imitar as expressões faciais dos adultos, pondo a língua para fora e abrindo a boca quando estes o fazem, em mais uma demonstração clara de como nascem prontos para se comunicar e ávidos por fazê-lo.

O nosso conhecimento sobre as necessidades e competências dos bebês evoluiu muito nos últimos tempos. Um exemplo disso é o fato de que, até os anos 1980, todos os procedimentos médicos realizados em recém-nascidos ou prematuros eram feitos sem analgesia. Isso quer dizer que se davam aos bebês medicamentos para impedi-los de se mexer durante as intervenções, mas não havia nenhuma preocupação com a dor, porque se acreditava que eles não a sentiam ou, mesmo que sentissem, não teriam capacidade de memorizá-la, então, não era importante. Isso pode parecer absurdo e chocante, mas demonstra bem o pouco que sabíamos, até recentemente, sobre a forma como os bebês lidam com o mundo.

Um autor que, nos anos 1950, fez alguns estudos que demonstraram claramente a importância desse vínculo foi Harry Harlow, cujos trabalhos tiveram uma forte influência nas teorias de Bowlby, as quais, por sua vez, também influenciaram Harlow e serviram de orientação para as suas experiências. Estas, infelizmente, refletiam a pouca consideração para com o bem-estar dos animais envolvidos, em particular dos macacos, que era própria daquela época. No entanto, uma vez que foram feitas e se tornaram um marco incontornável da história da Psicologia, refiro-as neste contexto.

Apesar do sofrimento que causaram aos animais em questão, as experiências de Harlow demonstraram de forma inquestionável que a necessidade de amor, afeto e conforto dos bebês é até mais forte do que a necessidade de serem alimentados. Foram essas experiências de Harlow que permitiram a Bowlby ter uma base mais sólida para defender que essa necessidade de estabelecer um vínculo não passava apenas pela questão alimentar.

Esse autor havia trabalhado por alguns anos com macacos bebês que eram retirados das suas mães depois do nascimento e criados em isolamento, verificando que, quando eram colocados na companhia de outros macacos, tinham sempre muita dificuldade em se integrar e se relacionar com os outros membros do grupo, apresentando várias perturbações de comportamento. Mas a experiência mais marcante, e que ficou na história da Psicologia, foi uma em que os macaquinhos recém-nascidos eram colocados em jaulas com a presença daquilo a que chamaram mães de arame: uma figura de arame que se assemelhava vagamente a um macaco e uma outra figura idêntica, também construída de arame, mas revestida com um tecido macio e agradável ao toque.

O que se verificou com essa experiência foi que os macacos mostravam uma preferência clara pelo boneco de tecido, passando muito mais tempo aninhados junto deste do que em contato com a "mãe" de arame. E o que mais surpreendeu os pesquisadores foi que isso acontecia mesmo quando era o boneco de arame que alimentava as crias, ou seja, quando era colocada no boneco uma mamadeira com leite, a única fonte de alimento daqueles macaquinhos. As crias só passavam junto desse boneco o tempo estritamente necessário para se alimentarem. Todo o resto do seu tempo era passado majoritariamente em contato com o boneco de tecido. E, sempre que os pesquisadores assustavam os macaquinhos com ruídos ou com uma espécie de robô rudimentar com ar ameaçador, que tinham construído especialmente para esse fim, eles corriam na tentativa de obter refúgio junto ao boneco de tecido.

Isso demonstrou claramente que a necessidade de se sentirem acolhidos e em contato com algo macio no qual pudessem se agarrar, ou onde pudessem aninhar-se, era um instinto mais forte do que o de serem alimentados, que, obviamente, era essencial para a sua sobrevivência.

Mais tarde, foi possível observar a importância dessa ligação de uma forma bastante dramática, na Roménia. Nesse país do Leste Europeu, no tempo do comunismo, o ditador Ceausescu tomou algumas medidas para estimular o aumento da taxa de natalidade, que incluíram um aumento de 30% dos impostos aos homens e mulheres sem filhos que tivessem mais de 25 anos, a obrigatoriedade de ter um número mínimo de cinco filhos e a proibição da venda de todos os métodos contraceptivos e do aborto.

Isso fez com que as pessoas passassem a ter muito mais filhos do que aqueles que poderiam sustentar, e aumentou brutalmente o número de crianças institucionalizadas em todo o país. Mas só depois da morte do ditador e da queda do regime, em 1989, é que o mundo tomou conhecimento da realidade dessas crianças: as suas imagens correram os telejornais de todo o mundo, chocando as pessoas pelo impacto perfeitamente visível das condições de vida a que tinham sido sujeitas.

Felton Earls e Mary Carlson foram um casal de médicos que esteve entre os vários especialistas que partiram para esse país na tentativa de perceber os efeitos que essas experiências de internamento tinham produzido nas crianças e quais as consequências para o seu desenvolvimento. Uma das suas primeiras observações, logo no contato inicial, foi o fato de as expressões e comportamentos dessas crianças terem muitas semelhanças com os dos macaquinhos de Harlow que tinham sido criados em isolamento: uma expressão vazia, com alguns movimentos repetitivos de autoconsolo, como agarrar o tronco com os braços, inclinando-o para trás e para a frente, tal como faziam os macaquinhos bebês que tinham sido privados do contato com as mães e com outros macacos.

Eram também visíveis, no geral, atrasos graves do ponto de vista motor, cognitivo e afetivo, e, desses atrasos, a esmagadora maioria não acontecia por questões genéticas ou por defeitos de nascença, mas sim devido às condições lastimáveis em que essas crianças haviam crescido.

Um dos fatores comuns a todas era a impossibilidade de estabelecer um vínculo, uma ligação com um adulto que cuidasse delas, porque isso era desvalorizado pelo regime e completamente negligenciado. Em todas essas instituições havia um número tão reduzido de cuidadores que tornava impossível que tivessem tempo ou disponibilidade para estabelecer algum tipo de ligação com as crianças. Além disso, era política comum haver uma rotatividade de cuidadores, o que fazia com que as crianças estivessem todos os dias expostas a várias pessoas diferentes.

A rotina nesses locais passava por deixar as crianças entregues a si mesmas o dia inteiro, e o único contato que tinham com um adulto acontecia nos breves instantes em que alguém lhes mudava a fralda ou tinha de dar um prato de mingau ou uma mamadeira a trinta crianças numa sala, no período de uma hora. Em alguns casos, as crianças podiam interagir entre si e acabavam por criar uma espécie de dialeto que só elas compreendiam. Em outros casos, com a justificação da higiene e de evitar a propagação de germes, as crianças nem tinham possibilidade de tocar umas nas outras e passavam o tempo sozinhas e completamente isoladas em seus berços.

O que se verificou nessas instituições foi que, para além de todos os atrasos cognitivos, motores e relacionais que as crianças apresentavam, havia também uma taxa de mortalidade muito superior ao que seria de esperar. Essa taxa de mortalidade elevada acontecia mesmo nos casos em que a higiene era escrupulosamente mantida e em que não faltavam alimentos nem medicamentos para as crianças. Mesmo nesses casos em que tinham todas as condições materiais necessárias para o seu crescimento, a taxa de mortalidade continuava a ser muito superior àquela que era encontrada entre as crianças que estavam em casa com as famílias, muitas vezes até em condições materiais bem piores. A única coisa que contribuía para diminuir um pouco essa taxa de mortalidade elevada era o fato de as crianças poderem comunicar-se entre si; aquelas a quem nem sequer era dada essa possibilidade e que estavam mais isoladas eram as que tinham menos chances de sobreviver.

Os pesquisadores chamaram esse fenômeno de *failure to thrive*, que, em português, poderia ser traduzido como "fracasso em prosperar". Esse fenômeno demonstra como a falta dessa ligação, dessa possibilidade de estabelecer um vínculo especial com alguém, pode ser verdadeiramente destrutiva para um organismo em crescimento. Mesmo entre as crianças que sobreviviam, registrava-se uma estatura inferior à média. E, mais uma vez, isso acontecia de forma totalmente independente da quantidade ou da qualidade de alimento que recebiam. Na verdade, muitos pesquisadores observaram que a tendência dessas crianças era até de comer mais do que aquilo que seria normal para a sua idade.

Hoje sabemos que as primeiras experiências de vida são decisivas na formação do cérebro e de todo o organismo. Sabe-se que os genes podem trazer consigo algumas influências, mas é o meio ambiente que faz com que sejam ou não ativados. A epigenética estuda justamente a forma como o mesmo conteúdo genético pode ter manifestações muito diferentes.

Essas manifestações são provocadas pelas diferenças encontradas no ambiente, que podem levar ou não à ativação de determinado gene.

O que define o ambiente de um bebê é, em primeiro lugar, aquilo que acontece dentro do útero e, depois do nascimento, o tipo de ligação que estabelece com a mãe. O psicólogo, autor e professor Louis Cozolino, da Universidade de Pepperdine (EUA), descreve a forma como as relações servem para moldar o nosso cérebro e podem afetar o seu desenvolvimento, sobretudo nos primeiros anos de vida, e afirma ainda que "para os humanos, as outras pessoas são o ambiente primário".

Allan Schore, da Universidade de Los Angeles, considerado uma referência em estudos de psiquiatria, neuropsicologia e ciências biocomportamentais, explica que os primeiros dois anos de vida são fundamentais sobretudo para a formação do hemisfério direito. No entanto, essa formação só acontece se o hemisfério direito do bebê estiver em contato com o hemisfério direito da mãe, responsável por tudo aquilo que associamos às emoções, à consciência corporal, ao não verbal. É o hemisfério responsável pela consciência do corpo e pela capacidade de captarmos as emoções do outro e também de vermos "o filme todo", ou seja, de abarcarmos todas as *nuances* de uma dada realidade — por contraste com o hemisfério esquerdo, que se preocupa mais com a observação dos pormenores, tendo também um papel importante em algumas funções corporais, nomeadamente no campo da resposta ao estresse.

Alguns autores defendem que, para que um ser humano nascesse com um grau de independência semelhante ao que demonstram os outros mamíferos, teria de nascer com o equivalente a um cérebro de uma criança com 2 anos de idade. Acontece que, na nossa espécie, provavelmente devido ao fato de andarmos em pé, as fêmeas têm uma pélvis proporcionalmente mais estreita do que a das outras primatas, o que quer dizer que a cabeça de uma criança de 2 anos nunca passaria por ela. A consequência disso é que o desenvolvimento do cérebro humano precisa ser terminado fora do útero, e é exatamente o que acontece durante os primeiros dois anos de vida.

Nessa fase, são criadas e perdidas milhares de ligações neuronais, em função do tipo de experiências que o bebê viver. Não há mais nenhuma altura na vida de um ser humano em que o cérebro se modifique de forma tão profunda e constante. Na adolescência, volta a acontecer um pico de atividade cerebral, mas, nessa fase, trata-se mais de uma reestruturação, enquanto nos primeiros anos podemos dizer que o cérebro está mesmo em construção.

Um exemplo da forma como o nosso cérebro se modifica de acordo com as experiências que vive é o da aquisição da linguagem. Todos nascemos com a capacidade de falar todas as línguas do mundo. Geneticamente o bebé vem programado para adquirir uma linguagem, mas não há nada que defina que terá de ser uma língua específica. Nos primeiros tempos de vida, o bebé responde de igual modo a todos os sons que ouvir e tem capacidade para reproduzir todos os sons do mundo. Mas, ao fim de alguns meses, começa a reconhecer os sons que fazem parte da sua língua materna e passa a responder apenas a esses sons e também a tentar imitar apenas estes. Isso quer dizer que o bebé está fortalecendo as ligações neuronais que estão diretamente relacionadas com os sons da sua língua materna e está perdendo, para sempre, todas as outras que nunca foram usadas. É por isso que, quando aprendemos uma língua estrangeira em idade mais avançada, por mais que a possamos dominar, haverá sempre alguns sons que nunca conseguiremos fazer tão bem como um nativo dessa língua.

Da mesma forma, uma criança que nunca chegue a ser exposta à linguagem em tenra idade, como acontece com crianças que nascem surdas, será uma pessoa que, mesmo que mais tarde até passe a ouvir com o recurso de algum tipo de tratamento ou dispositivo, nunca terá capacidade de produzir todos os sons exatamente como uma pessoa que ouve desde que nasceu.

A mesma coisa acontece com a visão. Todos — salvo em caso de erros genéticos — nascemos com um gene que nos permite desenvolver a capacidade de ver. Acontece que, se a criança for impedida de ver durante os seus primeiros meses de vida, esse gene acaba por se tornar silencioso e essa capacidade fica perdida para sempre. Isso já aconteceu com crianças que nasceram com cataratas graves que, por algum motivo, não foram removidas durante os seus primeiros meses de vida — e que nunca mais foram capazes de ver, mesmo depois da sua remoção. Isso acontece porque as ligações neuronais que permitiriam estabelecer essa capacidade se perderam nesses primeiros tempos, e nunca mais é possível recuperá-las.

Períodos sensíveis e períodos críticos: as janelas de oportunidade ao longo do desenvolvimento

Nesses dois exemplos, encontramos dois conceitos importantes também para a teoria do apego: o de períodos sensíveis e o de períodos críticos. Esses conceitos referem-se a fases do desenvolvimento em que podemos perder ou adquirir determinadas capacidades com base no tipo de experiências que vivemos, de acordo com o ambiente a que estamos expostos. O caso da aquisição da linguagem pode ser considerado um período sensível, porque uma pessoa que nunca tenha sido exposta a ela nos seus primeiros anos de vida pode vir a adquiri-la mais tarde, só que acaba por fazê-lo com muito mais dificuldade e com algumas limitações que nunca serão superadas.

O caso da aquisição da visão é o exemplo de um período crítico, porque se essa capacidade não for adquirida em um determinado intervalo, fica perdida para sempre.

O que acontece nesses dois casos é que temos os genes que nos permitem adquirir essas competências, mas, se o ambiente em que vivemos não for favorável e não contribuir para a manifestação desses genes, eles acabarão por ficar desligados e deixarão de ter um peso no organismo e no processo de desenvolvimento deste.

No caso do apego, não podemos falar de um período crítico, mas podemos definitivamente falar de um período sensível, que se estenderá sobretudo pelos dois primeiros anos de vida da criança, provavelmente com mais peso ainda no primeiro. Isso é demonstrado pelos casos das crianças romenas, de que falamos anteriormente, que foram criadas em orfanatos sem a mínima possibilidade de estabelecer um vínculo. Bruce Perry, no livro *The Boy Who Was Raised as a Dog and Other Stories from a Child Psychiatrist's Notebook*, conta histórias de algumas dessas crianças, com quem teve oportunidade de trabalhar.

O que acontecia com essas crianças — adotadas por pais americanos depois dos dois anos — era que, por mais amadas que fossem, acabavam sempre apresentando alguns défices, sobretudo do ponto de vista relacional e emocional. Perry concluiu que elas poderiam ser acompanhadas de forma a minimizar esses défices, mas haveria sempre algumas dificuldades que era muito provável que as acompanhassem pelo resto da vida. Essas dificuldades estavam quase todas ligadas ao campo emocional: quando adolescentes, até conseguiam inserir-se relativamente bem na escola e no grupo de amigos, mas sentiam que havia uma certa dificuldade em compreender determinados aspectos da vida relacional e também em compreender as suas emoções e as dos outros, ou, por vezes, diziam sentir uma espécie de vazio, como se, dentro de si, houvesse algum lugar que sabiam que nunca poderiam alcançar e que, para todos os outros, parecia tão perto.

O livro citado, aliás, demonstra de forma muito completa, com várias histórias tocantes, como os primeiros anos de vida podem ser considerados um período sensível no desenvolvimento do ser humano para tudo aquilo que tenha a ver com as emoções e com as capacidades relacionais e afetivas. Duas histórias impressionantes desse livro revelam experiências de vida extremas que ilustram bem o impacto que tem o primeiro contato com o mundo. Uma delas é a de **um rapaz que o autor conheceu quando tinha 6 anos de idade e estava internado num hospital devido a uma pneumonia**. Esse menino **recusava-se a deixar que o tocassem e estava num berço com grades de ferro** — onde os médicos e enfermeiros o tinham colocado na tentativa de contê-lo —, sujo das suas próprias fezes e de comida, com uma fralda cheia de urina, balançando-se para a frente e para trás. O menino não falava, não andava, não conseguia comer com talheres, não se deixava tratar e atirava fezes e tudo aquilo que conseguisse a quem quer que tentasse se aproximar.

Quando tentou conhecer a história desse menino, Perry descobriu que tinha sido criado por uma avó que morrera quando ele estava prestes a completar 1 ano, deixando-o a cargo do seu companheiro, que não era familiar da criança. Esse homem, que era criador de cães e que o autor afirma que teria um ligeiro atraso mental, tinha, durante os cinco anos seguintes, tratado o rapaz exatamente da mesma forma que tratava os cães: fechou-o numa jaula, dava-lhe comida, limpava-o e limitava-se a tirá-lo da jaula raramente, apenas para deixá-lo brincar um pouco, como fazia com os cães, voltando a fechá-lo rapidamente quando o via fazer algo que o incomodava ou que considerava não ser um bom comportamento.

Aos 2 anos de idade, essa criança tinha dado entrada no hospital e recebido um diagnóstico de encefalopatia estática, que significa que o seu cérebro revelava danos inexplicáveis. Mas, nessa época, ninguém tentou descobrir a origem desses danos e acabaram por mandá-lo de volta aos cuidados desse homem, partindo do princípio de que se tratava de algum defeito de nascença. Perry diz que, na época em que o observou, aos 6 anos, o cérebro do menino parecia o de alguém com a doença de Alzheimer em estado avançado, tal era a degeneração, e que tinha a cabeça tão pequena que estava abaixo do percentil dois para a sua idade. Foi precisamente esse tipo de dano que se encontrou em muitos dos órfãos da Roménia.

Bruce Perry passou então algum tempo no hospital trabalhando com ele e conta que foi o caso de recuperação mais rápida que já havia visto. Em duas semanas, conseguiram fazê-lo andar, falar um pouco e perder algum medo das pessoas. Depois arranjaram uma família de acolhimento e continuaram a acompanhar a recuperação do rapaz, a quem o autor chamou Justin. Segundo Perry, o que permitiu a recuperação espantosa dessa criança — mesmo depois de ter vivido cinco anos em condições de negligência extrema — foi o fato de, durante o seu primeiro ano de vida, ter tido uma avó que cuidava dele com as condições mínimas necessárias para que algumas ligações neuronais fossem estabelecidas. Nesse caso, foi possível que existissem algumas ligações criadas durante esse primeiro ano de vida que lhe permitiram, apesar de tudo aquilo por que passou em seguida, ter uma evolução tão significativa. Essa foi, segundo o autor, uma das razões pelas quais resolveu dar ao livro o nome dessa história.

Outro caso impressionante descrito por Perry é o de um adolescente que conheceu em uma prisão de alta segurança, onde aguardava julgamento pelo assassinato de duas jovens, de 12 e 13 anos. O autor conta que ficou chocado ao ouvir a maneira desprovida de emoção como ele falava da morte das meninas, sem nunca assumir a sua culpa e tentando fazê-lo acreditar que tinha sido apenas uma vítima da manipulação delas, que o haviam atraído para o apartamento, tendo as suas mortes sido apenas um acidente. O que aconteceu foi que Leon havia bebido e encontrou as duas meninas no elevador de um edifício, onde lhes fez algumas propostas rudes. Elas as recusaram, então ele as seguiu até o apartamento onde entraram e, depois de lutarem, matou as duas com uma faca de cozinha. Depois de matá-las, violou os seus corpos e ainda lhes deu pontapés. A seguir, foi para casa, ainda com sangue nas botas, e sentou-se tranquilamente para ver televisão. Foi o próprio irmão que, ao chegar em casa, depois de ouvir a notícia da morte das meninas e ver o sangue nas suas botas, ligou para a polícia e disse que suspeitava de Leon.

Perry descreve as entrevistas que fez com a família desse jovem: com o pai, a mãe e o irmão. Conta que, inicialmente, nada o ajudava a perceber o que poderia ter corrido tão mal com o desenvolvimento dele para ter cometido um crime tão grave de maneira tão fria. O irmão parecia um jovem trabalhador, honesto e bem integrado, e os pais estavam horrorizados com a possibilidade de o filho ter feito algo assim, e pareciam pessoas normais, e não pessoas que maltratassem ou negligenciassem os filhos.

No entanto, depois de várias horas falando com os pais de Leon, Perry conta que conseguiu finalmente perceber o que teria corrido tão mal com a história desse rapaz. A sua mãe, que também descreve como parecendo portadora de um ligeiro atraso mental, tinha tido o primeiro filho numa época em que vivia perto de outros membros da família, tendo por isso bastante ajuda para criá-lo. No lugar onde morava, havia sempre mais adultos por perto, que eram capazes de assumir os cuidados da criança quando ela se sentia cansada ou incapaz, ajudando-a a cuidar dele de forma mais descontraída. Mas, a certa altura, o marido perdeu o emprego e foi preciso mudarem os três de cidade, para o lugar onde ele tinha arranjado trabalho. Foi depois dessa mudança que a mãe de Leon ficou grávida dele, numa cidade onde não conhecia ninguém e onde não havia nenhum adulto que pudesse apoiá-la, enquanto o marido trabalhava cerca de doze horas por dia.

Nessa situação, o único conforto que a mãe encontrou foram os passeios diários pela cidade que dava com o filho mais velho — então com 4 anos —, e que continuou a dar mesmo depois de o mais novo nascer. Por causa desses passeios, desde as quatro semanas de idade Leon era deixado, o dia inteiro, sozinho no berço enquanto a mãe passeava com o outro filho. A mãe contou que ele chorava muito quando nasceu e que, depois de começarem a deixá-lo sozinho o dia inteiro, começou a chorar muito menos. Disse que o alimentava de manhã e voltava à noite, momento em que o alimentava de novo e lhe trocava a fralda, e interagia um pouco mais com o filho, até deixá-lo novamente sozinho no dia seguinte. À medida que Leon foi crescendo, os pais começaram a ver que ele não lhes obedecia, que não demonstrava nenhum interesse em lhes agradar nem se importava (como o irmão) que se zangassem ou que ficassem tristes. Sentiram sempre que não conseguiam chegar a ele ou comunicar-se com ele. Leon acabou por ir cedo para a escola e surgiram desde o início vários problemas de comportamento na creche e no jardim de infância que acabaram servindo para acentuar ainda mais o seu sentimento de rejeição e a sua incapacidade de estabelecer relações.

Perry conta que, desde o primeiro dia, tudo pareceu falhar à volta desse jovem: os pais falharam ao não compreenderem as suas necessidades como bebê e, mais tarde, assim que entrou na escola, o sistema também falhou redondamente, por nunca ter tentado perceber de onde vinham os seus problemas e por se limitar a castigá-lo e a excluí-lo cada vez mais. Bruce Perry diz que a impressão que tinha ao falar com Leon depois de conhecer a sua história era de que alguma coisa se tinha avariado dentro dele, como se tivesse perdido para sempre a capacidade de amar e de se importar com quem quer que fosse. Para ele, as pessoas eram apenas meios para satisfazer as suas necessidades. Desde criança ele não permitia que o tocassem. Aprendera que as pessoas podiam ser úteis para satisfazer necessidades, afinal precisava da mãe para comer ou para ficar limpo ou quente, mas, para o seu cérebro, que nunca teve oportunidade de estabelecer um vínculo e de conhecer o prazer de se sentir próximo de alguém que amasse e que o amasse de volta, não havia nenhum tipo de prazer em estabelecer relações com quem quer que fosse.

O que aconteceu com esse rapaz é que, provavelmente, a dor de se sentir sozinho e incapaz de estabelecer um vínculo foi tão forte que a sua única possibilidade de sobreviver foi fechar para sempre essa porta dentro de si, foi dissociar-se completamente dessa necessidade de precisar ter alguém, para que pudesse deixar de sentir essa dor tão intensa e insuportável.

Não sabemos se, nesse caso, haveria alguma coisa a fazer que permitisse a Leon voltar a se conectar com essa parte de si. Bruce Perry não teve oportunidade de voltar a encontrar-se com ele depois de ter apresentado a sua avaliação ao tribunal. Mas há um documentário interessante que fala, não desse jovem, mas de outros mais velhos, também com histórias de abandono e maus-tratos, e que cometeram crimes igualmente gravíssimos, muitos a sangue-frio, e sem grande mostra de remorso ou arrependimento. Esse documentário chama-se *Dhamma Brothers* (www.dhammabrothers.com), foi filmado numa prisão dos Estados Unidos e mostra a forma como um grupo de prisioneiros passou por um programa bastante intenso de onze dias de meditação, em completo silêncio e totalmente isolados dos outros. Esses presos fizeram um retiro de meditação da tradição de S.N. Goenka, que funciona por todo o mundo com a mesma estrutura e que implica que os participantes passem cerca de catorze horas por dia meditando. No documentário vemos como, depois do retiro, esses homens entraram em contato com as suas emoções e muitos foram, pela primeira vez, capazes de exprimir arrependimento pelo que tinham feito. O filme mostra que a meditação pode ser realmente uma ferramenta poderosa, intensa e transformadora, e mostra também que há formas de tocar até os corações que parecem impenetráveis. Quem sabe se teria sido possível descobrir também que o coração de Leon não estava partido para sempre... Quem sabe se não seria possível descobrir ainda dentro dele o bebé que chorava por estar sozinho e que ansiava pelo colo da mãe... E quem sabe se não seria essa a melhor maneira de ajudarmos todos aqueles que cometem esse tipo de crime, e de criarmos uma sociedade mais justa, mais tolerante e muito mais saudável, em que as feridas pudessem ser realmente curadas, e em que não nos limitássemos a desistir das pessoas que cometem crimes, como se houvesse seres humanos descartáveis que simplesmente não merecem os nossos esforços e consideração. Quem sabe se uma atitude mais consciente, de aceitação e de presença para com esse rapaz não poderia também ter feito diferença em alguma altura do seu percurso...

As histórias desses dois rapazes, tão bem contadas por Bruce Perry, são marcantes no sentido de nos ajudarem a perceber aquilo que acontece nos primeiros tempos de vida e como essas primeiras experiências podem moldar de forma tão profunda o nosso cérebro e personalidade. Na verdade, aquilo a que chamamos personalidade não é mais do que a mistura de algumas características individuais com todas as experiências e tudo o que nos acontece, sobretudo nos primeiros anos de vida.

O cérebro do bebé nasce com milhares de possibilidades, e, ao mesmo tempo, é como se os bebés nascessem também com uma necessidade de avaliar o ambiente onde vivem para poderem adaptar-se a ele da melhor maneira possível. Se esse ambiente é hostil, desprovido de ligações afetivas, de contatos amorosos, então o cérebro do bebê nunca terá oportunidade de estabelecer essas ligações neuronais que são ativadas quando existem trocas emocionais com as outras pessoas.

Um bebê que foi repetidamente deixado a chorar sozinho e que nunca teve oportunidade de sentir um adulto como uma fonte de conforto ou prazer é um bebê que nunca teve oportunidade de usar e desenvolver essa parte do cérebro. E, ao mesmo tempo, se, como já vimos, o ser humano nasce com um instinto e uma necessidade vital de estabelecer relações, então esse bebê, na ausência dessas relações de proteção e carinho, avalia o seu ambiente como sendo altamente estressante e ameaçador, porque todo o seu organismo lhe diz que não está programado para viver assim. Nesse caso, visto que o instinto de sobrevivência tem bastante peso, o organismo vai precisar fazer algumas adaptações para se proteger o melhor possível, e essas adaptações podem ser tão profundas que levam ao bloqueio dos instintos mais básicos de estabelecimento de vínculos.

Desligar o instinto que lhe diz que deveria estabelecer vínculos pode ser a única chance de sobrevivência num caso em que a dor de saber que essa possibilidade não existe é demasiado forte para ser suportada. E, quando esse instinto precisa ser desligado como estratégia de sobrevivência, torna-se muito difícil voltar a ativá-lo. No caso de Leon, que cometeu os assassinatos, não foi apenas o fato de ter sido gravemente negligenciado durante os seus primeiros anos de vida que o tornou uma pessoa fria e aparentemente desprovida de sentimentos, mas tudo o que se passou a seguir: o fato de os pais sentirem que não conseguiam chegar a ele, os problemas na escola que fizeram com que acabasse por ser sempre colocado em grupos de crianças problemáticas (o que a ciência demonstra que também contribui para agravar o mau comportamento), o fato de nunca ter havido um adulto que reparasse que havia ali uma criança precisando de ajuda e de terem sempre tentado corrigir o seu comportamento apenas com recurso a castigos e repreensões — que não lhe diziam grande coisa —, sem nunca tentarem perceber o que poderia estar por trás desse comportamento.

No caso dos órfãos romenos, com quem o autor citado também trabalhou e que foram adotados depois dos 2 anos, apesar de as experiências iniciais de negligência terem sido muito semelhantes às de Leon, provavelmente algo que fez toda a diferença foi que, depois delas, apareceu alguém que se importou e que tentou, o melhor que pôde, compensá-los por essa negligência extrema que viveram.

Freud foi um dos primeiros autores a defender que as primeiras experiências de infância têm um grande impacto na construção da personalidade e da estrutura psíquica da criança e do adulto que ela se tornará. Para a psicanálise, todas as experiências dos primeiros anos de vida ficam como que armazenadas na parte inconsciente da nossa mente, e, apesar de não termos possibilidade de acessar diretamente essas memórias, são elas, em grande parte, as responsáveis por direcionar nosso comportamento.

Allan Schore explica que essa influência que o inconsciente tem na personalidade e na forma de estar no mundo está muito provavelmente relacionada com a estrutura e maturação do hemisfério cerebral direito, que acontece justamente nos dois primeiros anos de vida. Para Schore, se pudéssemos localizar em alguma estrutura anatômica o inconsciente, este teria de ser encontrado no hemisfério direito, que é o primeiro a se desenvolver, e de forma muito intensa nos dois primeiros anos. Isso quer dizer, então, que todas as experiências dessa fase terão um grande impacto na forma como esse hemisfério irá se estruturar e, consequentemente, em todas as funções pelas quais é responsável — funções mais relacionadas com as emoções, com a comunicação não verbal, com a capacidade de perceber significados e de estar mais consciente do contexto e não tanto dos detalhes, e também com a consciência corporal.

Dois tipos de memória: como armazenamos as nossas experiências

Para percebermos a forma como as primeiras experiências contribuem para moldar a pessoa que somos, é importante entendermos como funciona a nossa memória, que, para esse efeito, pode ser dividida em dois tipos diferentes: a memória explícita e a memória implícita.

A memória explícita é aquela que usamos quando temos a noção de que precisamos nos lembrar de qualquer coisa. Por exemplo, se alguém me perguntar o meu número de telefone, sei que preciso buscar essa informação em minha memória e faço-o conscientemente, mesmo que não tenha uma noção exata dos processos envolvidos para fazê-lo. Se alguém me perguntar o que eu estava fazendo ontem na hora do almoço, também preciso usar a minha memória explícita para tentar me lembrar dessa informação.

A memória implícita é aquela que usamos diariamente sem ter noção de que a estamos usando. Cada vez que andamos, não precisamos pensar como vamos fazer para levantar a perna ou que pé iremos usar primeiro, porque tudo isso já foi aprendido e memorizado, e está agora disponível na memória implícita para que possamos dar todos os passos sem termos de pensar sobre eles. Podemos pensar também no exemplo de aprender a dirigir: no início tenho de usar a memória explícita quando preciso pensar em todos os passos a serem dados para levar o carro para o destino desejado ou para emitir os sons que pretendo. Mas, ao fim de algum tempo, tudo se torna automático e já não tenho de pensar que preciso pisar no acelerador ou virar o volante. Isso quer dizer que, depois dessa fase inicial de aprendizagem, já podemos usar essa memorização dos movimentos ou procedimentos que nos permite poupar tempo e nos torna mais eficientes, mesmo que não tenhamos propriamente consciência de estar recorrendo a esse armazenamento de informação.

Esta é a grande diferença entre memória implícita e memória explícita: na primeira não temos consciência de que estamos usando a memória, na segunda o fazemos de forma consciente. Então é na nossa memória implícita que ficam armazenadas todas as experiências importantes que temos nos primeiros anos de vida.

Se um bebê tem repetidamente a experiência de se sentir seguro, protegido e acolhido, é isso que irá interiorizar na sua memória implícita, e esta guardará a experiência de viver num mundo onde as pessoas são de confiança, onde aquilo que ele faz ou diz conta, e onde aprende que as suas ações são válidas e têm a capacidade de mudar alguma coisa. Se, pelo contrário, o bebê se sente constantemente desprotegido, se sente que o seu choro nunca é atendido e que a mãe nunca está presente ou nunca é capaz de ajudá-lo a lidar com o desconforto, então aquilo que fica registrado na sua memória implícita é que o mundo é um lugar hostil, onde as pessoas não são de confiança e onde os sentimentos ou as vontades têm pouco ou nenhum peso. E, nesse caso, o cérebro fica programado para viver nesse ambiente hostil, e todas as memórias mais importantes, aquelas que irão orientar o comportamento do bebê e servir de base para a forma como ele vê o mundo, lhe dirão que precisa se proteger, que as suas emoções não têm muito valor e que não tem grande capacidade de mudar aquilo que o incomoda.

Para exemplificar, podemos imaginar dois bebês filhos de mães diferentes: estão ambos com aquela sensação desconfortável na barriga que ainda não sabem que se chama fome, mas que os faz sentir mal e que rapidamente ativa o seu instinto de chamar pela mãe ou pela pessoa que cuida deles. O primeiro bebê vê a mãe responder prontamente a esse choro, pegá-lo no colo e dar-lhe de mamar, o que fará com que esse desconforto comece a tornar-se cada vez menor, até desaparecer. O que acontece com esse bebê, do ponto de vista da aprendizagem e do estabelecimento de um padrão neuronal? Acontece que o bebê se sente ouvido e protegido, o que por si só já ajuda muito a diminuir os níveis de estresse e tensão que aquele desconforto possa provocar. Percebe também que há formas de fazer esse desconforto desaparecer, que a sua mãe é capaz de ajudá-lo a fazer essa transição e que tem um papel importante no restabelecimento do seu equilíbrio fisiológico e emocional. Esse bebê começa a criar um padrão de confiança que lhe permite sentir-se seguro com a sua mãe e acreditar que as suas necessidades são importantes e podem ser atendidas. Cria também um padrão neuronal que lhe permite perceber que se pode passar com alguma facilidade de um estado de desconforto para um estado de bem-estar, um ensinamento muito importante para toda a sua vida futura, porque lhe permitirá manter alguma calma perante os desafios e adversidades, uma vez que a sua memória implícita lhe diz que as coisas normalmente se resolvem e que o desconforto acaba desaparecendo. Também percebe que as suas emoções contam, que alguém ouve aquilo que expressa e que essas ações têm o poder de contribuir para mudar o que não está bem no seu mundo.

Isso permite-lhe criar a memória de que as pessoas são de confiança e de que é possível passar de um estado de mal-estar para um estado de equilíbrio novamente, mas permite-lhe também interiorizar algo muito importante: que tem a capacidade de mudar o que não está bem, que não precisa ignorar as suas emoções ou sensações e que vale a pena prestar atenção nelas.

No caso do segundo bebê, este começa a chorar, com fome, e a mãe não reage. Então, esse desconforto que era apenas provocado pela fome começa a tornar-se algo maior, porque o choro não atendido acaba por desencadear a resposta de estresse, que provoca algumas alterações fisiológicas. O bebê começa a ficar ainda mais tenso e, com isso, crescem cada vez mais a sua aflição e o desconforto. O que acontece com esse bebê, se a mãe nunca chega a responder, é que a certa altura a aflição atinge um ponto tal que ele precisa encontrar algum mecanismo de defesa. A sensação de abandono é tão aflitiva para um bebê que ele precisa encontrar uma forma de bloquear aquelas sensações e de torná-las menos intensas, e a única forma de fazê-lo será bloqueando também o seu instinto de vinculação e todas as emoções que lhe estão associadas. Nesse caso, cria-se um padrão de funcionamento que passa por um distanciamento das emoções e pela crença de que as pessoas não são dignas de confiança e que não podemos contar com elas como fonte de prazer, segurança ou bem-estar.

No maior estudo longitudinal feito até o momento, em que foram acompanhadas várias crianças desde o nascimento até os 22 anos de idade, os autores concluem que as primeiras experiências com a mãe terão um impacto importante na entrada da criança na escola e no tipo de relações que ela irá estabelecer com os professores e colegas, sendo que as crianças que tinham uma relação melhor com a mãe foram também as que mostraram mais facilidade em fazer amigos, em ser populares e em estabelecer boas relações com os professores. As crianças desse estudo que começaram a vida sem essa relação de segurança com a mãe entravam na escola já apresentando um comportamento que fazia com que fossem mais facilmente rejeitadas pelos colegas e até pelos professores. Isso, por sua vez, acabava por se refletir em todo o percurso escolar da criança e na sua capacidade de estabelecer relações pela vida afora, até a idade adulta. Nessa altura, com o acúmulo de experiências, as crianças que tinham começado a vida com uma relação melhor com a mãe eram também os adultos com relações amorosas mais estáveis, equilibradas e satisfatórias.

Uma criança que cresce com um sentimento de rejeição, de insegurança e de que não pode contar com os outros será uma criança que transporta essas memórias para todas as suas relações, e o seu comportamento será necessariamente mais tenso e mais defensivo do que o de uma pessoa com memórias opostas. Nesses casos, a menos que compreenda que precisa criar novos padrões — o que pode ser difícil, mas não impossível — ou que as outras pessoas procurem ativamente estabelecer com ela uma relação, é muito provável que a grande maioria das interações dessa criança sirva simplesmente para solidificar e comprovar as suas razões para se sentir insegura.

Tipos de apego: diferentes formas de interagir com o mundo

Para sermos capazes de perceber a nossa história e assim sermos melhores pais, é importante compreender a forma como esses padrões de apego que desenvolvemos na infância passam a fazer parte da nossa estrutura interna, a forma como contribuem para moldar a nossa personalidade, o nosso diálogo interno e a capacidade de estabelecermos relações com os outros e com os nossos filhos.

A memória autobiográfica, que nos permite ter uma noção de quem somos ao longo do espaço e do tempo e que, por isso, permite que nos lembremos de acontecimentos importantes, só começa a formar-se a partir dos 2 anos de vida. Por isso é difícil conseguirmos acessar as experiências que aconteceram antes dessa fase, por muito marcantes que tenham sido. Mas elas ficam armazenadas na memória implícita, e a melhor forma de termos noção daquilo que se passou conosco é começarmos a estar mais conscientes da maneira como nos sentimos e como lidamos com as situações no dia a dia.

Uma psicóloga que teve papel fundamental na definição dos vários tipos de apego foi Mary Ainsworth, que trabalhou com Bowlby na clínica Tavistock. Essa psicóloga observou centenas de pares de mãe-bebê no seu ambiente natural e uma das suas conclusões foi que a sensibilidade da mãe era o fator mais importante para o estabelecimento de um apego seguro. Por sensibilidade, Ainsworth entendia a disponibilidade para responder à criança e tentar satisfazer as suas necessidades, ou seja, a capacidade de a mãe compreender, durante a maior parte do tempo, que necessidades seriam essas e qual a melhor forma de satisfazê-las.

Alguns pesquisadores e estudos feitos depois dos trabalhos de Mary Ainsworth chegam à mesma conclusão: que não são as características do bebê, mas sim a disponibilidade da mãe para estar presente e para lidar com ele que definem a qualidade do vínculo. É verdade que o bebé não é um ser totalmente passivo nessa interação e que o seu comportamento também acaba por exercer alguma influência sobre o comportamento da mãe e sobre a forma como esta lhe responde, mas o que é verdadeiramente decisivo é a sensibilidade da mãe e a sua disponibilidade para responder ao bebé. E, por sua vez, essa sensibilidade e disponibilidade não dependem do temperamento do bebé ou do seu comportamento, mas sim, e muito, da relação de apego que a mãe estabeleceu, antes de ser mãe, com os seus próprios pais.

A experiência do estranho

Ainsworth criou, nos anos 1970, uma experiência clássica que ainda hoje é usada em todo o mundo para classificar os diferentes tipos de apego. Essa experiência pode ser usada com crianças entre os 9 e os 18 meses de idade, passa-se numa sala que a mãe e o bebé não conhecem, onde se encontram alguns brinquedos, e pode ser dividida em oito partes:

1. A experiência começa permitindo que a criança explore livremente a sala na presença da mãe.

2. Ao fim de algum tempo, entra uma pessoa estranha na sala, começa por falar com a mãe e depois tenta abordar a criança.

3. Passado pouco tempo, a mãe sai da sala, deixando a criança sozinha com o estranho. Essa ausência dura cerca de três minutos, mas pode ser encurtada se a criança ficar muito perturbada.

4. Ao fim desse tempo, a mãe retorna à sala e tenta confortar o filho.

5. A pessoa estranha sai da sala e a criança volta a ficar sozinha com a mãe por mais alguns minutos.

6. A mãe sai novamente da sala, deixando a criança sozinha.

7. Logo em seguida, entra a pessoa estranha na sala e tenta confortar a criança durante alguns minutos.

8. A mãe volta a entrar na sala e consola a criança enquanto a pessoa estranha vai novamente embora.

Com essa experiência, foi possível observar que havia alguma variação no comportamento das crianças, que poderia ser explicada pelo tipo de vinculação, ou seja, pela relação de apego que as crianças tinham estabelecido com as mães.

> Essas diferenças eram encontradas logo na primeira parte da experiência, em que a criança podia ou não mostrar-se à vontade para explorar a sala mais ou menos livremente, mas as diferenças mais significativas tinham lugar nos reencontros que aconteciam entre a criança e a mãe sempre que esta voltava à sala.

Os vários tipos de apego podem ser divididos em duas grandes categorias: apego seguro e apego inseguro. O apego inseguro pode ter origem em alguns tipos de experiências diferentes, dando azo a um tipo de construção diferente, e por isso é geralmente subdividido em três categorias: apego ambivalente, apego evitante e apego desorganizado.

Apego seguro

Esse tipo de apego traduz o tipo de vinculação que se forma quando a mãe, durante a maior parte do tempo, está disponível para cuidar das necessidades da criança e tem a sensibilidade que lhe permite responder, na maior parte das vezes, de forma adequada. Nesses casos, a criança usa claramente a mãe como uma base segura para explorar o ambiente da sala: precisa voltar a entrar em contato com ela de tempos em tempos, mas, depois de restabelecido o contato, volta facilmente a brincar. Aqui poderá depender um pouco do temperamento da criança o fato de começar a explorar tudo rapidamente ou precisar de mais algum tempo para se adaptar e começar a brincar, mas o que é notório é que a criança retira da mãe sentimentos de confiança e de proteção que lhe permitem começar a satisfazer a sua curiosidade natural, mexendo no que a rodeia.

Assim que a mãe sai da sala, uma criança com um apego seguro irá protestar e mostrar que está incomodada com essa ausência. Uma das características de uma relação de apego seguro é o fato de a criança mostrar uma preferência clara pela sua figura de apego, principalmente em situações de ameaça ou tensão. Isso não está presente desde que a criança nasce, mas vai se formando ao longo dos meses e é uma indicação de que essa relação de apego está sendo construída de forma segura. Uma criança com um apego seguro nunca se deixará confortar pelo estranho quando este entra na sala, e a tentativa da pessoa estranha para acalmar o seu choro pode até fazê-la protestar violentamente, uma vez que reconhece perfeitamente que aquela não é a sua figura de apego, não é com ela que se sente segura e não é com ela que quer estar.

Essas reações são ainda mais visíveis nessa situação porque a criança se encontra num lugar estranho, o que faz com que o seu sistema de proteção fique mais ativo, procurando sempre manter a proximidade com a mãe para garantir a sua segurança.

Uma das características consideradas mais importantes nos casos de apego seguro é aquilo que acontece quando a mãe volta à sala: a criança procura claramente o contato com ela e permite de imediato que a conforte. Quando existe esse tipo de ligação, a criança está habituada a sentir-se protegida pela mãe, que associa a sentimentos de bem-estar e conforto, por isso deixa-se consolar com alguma facilidade quando volta a estar junto dela. Numa relação de apego seguro, a mãe também está sintonizada com a criança e sabe o que fazer para acalmá-la.

Esse tipo de apego, nas pesquisas, tem sido consistentemente relacionado com uma capacidade melhor de estabelecer relações interpessoais gratificantes, saudáveis e significativas, uma capacidade melhor de integração em nível escolar e um melhor desempenho acadêmico, menor número de problemas comportamentais, melhor capacidade de lidar com o estresse e de gerir os desafios, e até a uma saúde melhor na idade adulta.

Apego inseguro (ambivalente, evitante e desorganizado)

Apego ambivalente

Esse tipo de apego acontece quando a mãe está presente e disponível durante uma parte do tempo, mas não o faz de maneira consistente e de forma que a criança possa senti-la como uma fonte suficientemente estável, de confiança, conforto e proteção. Isso acontece quando as mães estão muito preocupadas com seus próprios problemas e não são capazes de estar verdadeiramente disponíveis para se ligarem ao bebê, como no caso das mães deprimidas ou muito ansiosas.

No exemplo de um bebê que chora com fome, essas são as mães que, por vezes, podem até responder prontamente, mas que, quase sempre, demoram muito tempo a responder ou, quando respondem, demoram a perceber de que o bebê precisa. É natural que uma mãe não perceba imediatamente que o bebê tem fome. Ela pode pegá-lo no colo e pensar que ele só quer aconchego, por exemplo, ou ver se está com a fralda suja. O que acontece é que uma mãe que estabelece um tipo de apego seguro com seu filho tem, na maior parte das vezes, a capacidade de perceber com alguma rapidez quais são as suas necessidades, ou seja, mesmo que primeiro pense que o bebê só quer colo, ou que pode ter a fralda suja, quando o pega e vê que isso não o faz parar de chorar, ela percebe facilmente que o problema era mesmo fome.

Já uma mãe que estabelece um apego do tipo ambivalente provavelmente pegará o bebê, depois tentará trocar-lhe a fralda, então pensará que ele está com sono e tentará fazê-lo dormir, percebendo só ao fim de várias tentativas que o problema, afinal, era fome. Isso acontecerá algumas vezes, enquanto em outras a mãe nem sequer chega a responder ou só o faz quando o bebê já chorou por um bom tempo.

Nesses casos, gera-se facilmente um círculo vicioso, em que a mãe se sente incapaz de cuidar do bebê e de compreender as suas necessidades, e o bebê acaba por ficar ansioso muito rapidamente sempre que está desconfortável, porque não sente que haja alguém de confiança para ajudá-lo a lidar com o desconforto, o que, por sua vez, também pode aumentar a ansiedade da mãe.

O que acontece é que o bebê não chega a perceber se pode confiar nos seus próprios sinais ou não. Não chega a se sentir competente para mudar aquilo que não está bem e aquilo que o incomoda, e não aprende a contar com os outros para ajudá-lo a transformar as emoções desagradáveis. Isso significa que ele irá crescer sem um sentimento de confiança e de segurança perante a mãe, mas também perante si próprio e perante o mundo.

Na experiência do estranho, essas crianças começam por mostrar mais receio em explorar a sala. As crianças com apego ambivalente geralmente mostram-se mais receosas em situações estranhas, justamente porque não têm interiorizado o sentimento de proteção que uma criança com apego seguro tem e também porque sabem que, se alguma coisa correr mal, não terão quem as ajude a lidar com a situação.

Quando a mãe sai da sala, essas crianças protestam, tal como acontece com as que têm um apego seguro, e também não se deixam confortar pelo estranho. O que as diferencia das crianças com apego seguro é que, quando a mãe volta, apesar de a procurarem, essas crianças não se deixam confortar facilmente por ela.

Então é aqui que surge a ambivalência no comportamento e na personalidade da criança: por um lado, o seu instinto diz que deveria encontrar na mãe o conforto e a segurança de que precisa desesperadamente, mas, por outro lado, ela sabe que a mãe não é capaz ou não está sempre disponível para lhe dar esse conforto, e por isso é difícil aceitá-lo, mesmo quando ela procura dá-lo ao filho.

Nesse tipo de interação, o que por vezes também pode acontecer é a mãe ficar tão aflita por ver o filho chorando que se deixa absorver demais pelas suas próprias emoções para ser capaz de ajudar a criança a lidar com as dela.

Esse tipo de apego dá origem àquelas crianças a que, muitas vezes, se chama erradamente de mimadas, porque são crianças que têm muita dificuldade em largar a mãe, mas que, ao mesmo tempo, não parecem muito tranquilizadas pela sua presença. Como a criança nunca sabe se a mãe está mesmo presente ou até quando estará presente, a tendência é de que adote um comportamento de tentar, com todos os seus esforços, garantir essa presença. Essas são as crianças que não largam a saia da mãe porque, quando não são capazes de interiorizar a imagem de uma mãe presente e de confiança, precisam se agarrar à sua presença física, mesmo quando já são mais crescidas.

Nesse tipo de apego, também é comum as mães oscilarem entre um padrão de falta de capacidade de resposta e um de intrusão. Isso quer dizer que essas mães, por não terem muita consciência das necessidades dos filhos, podem passar de um tipo de comportamento em que não respondem ou em que ficam muito aflitas com as demonstrações de angústia do bebê para um comportamento em que acabam por forçá-lo, sem respeitar os seus limites. Por exemplo, os bebês gostam de se comunicar e de tentar imitar os sons e as expressões faciais dos pais, e, quando estes respondem ao bebê, isso pode dar origem a uma grande satisfação, em que ele demonstra claramente que está contente, o que, por sua vez, é muito gratificante para os pais. Mas os bebês não têm a mesma capacidade de atenção que os adultos, por isso é natural que se cansem mais depressa e que deem indícios desse cansaço. Deixar de responder e virar a cabeça para o lado são os primeiros sinais de que não querem interagir mais. Se a mãe não compreende esses sinais e continua a insistir e a tentar fazer com que o bebê responda, ele pode ficar agitado, nervoso e começar a chorar.

Nesses casos, acontece muitas vezes de a mãe não perceber esses sinais, continuando a estimular o bebê e a tentar fazer com que olhe para ela, até que ele fica tão cansado que chora. Com isso, a mãe fica ainda mais perdida e confusa e pode começar a tentar acalmá-lo de maneiras que não são propriamente eficazes, tentando ainda levá-lo a interessar-se pela brincadeira, recorrendo por exemplo a algum objeto. Isso faz com que o bebê fique ainda mais tenso, e a mãe, por sua vez, mais ansiosa, e assim se perpetua esse ciclo de mal-entendidos e de falhas na comunicação que levam ao estabelecimento do padrão ambivalente.

Edward Tronick, autor de vários trabalhos científicos sobre a dinâmica que se estabelece entre mães e bebês, ao estudar a interação de mães deprimidas com seus bebês, chegou à conclusão de que havia algumas diferenças quando as mães tinham uma tendência maior para comportamentos do tipo intrusivo ou quando eram simplesmente negligentes. Conforme as observações desse pesquisador, as mães deprimidas com um comportamento mais intrusivo tinham bebês que pareciam mais zangados, choravam mais e tinham mais expressões negativas. Entre as mães que tinham mais tendência a ignorar os bebês, estes acabavam por chorar menos, mas também interagiam menos e tinham muito menos expressões positivas do que os bebês de mães sem depressão.

As crianças com esse tipo de apego são crianças com um comportamento mais instável, uma vez que não há uma figura que as ajude a sentirem-se tranquilas e a integrarem as suas emoções. O fato de a criança viver nessa ambivalência de querer o conforto dos pais, mas, ao mesmo tempo, já não ser capaz de acreditar neles, pode estar na origem de várias perturbações de ansiedade que são tão comuns nos nossos dias.

Apego evitante (ou resistente)

Esse tipo de apego forma-se quando a mãe nunca é uma fonte segura de conforto e proteção. Se o instinto da criança para se ligar à mãe está constantemente sendo frustrado e ela nunca vê satisfeita a sua necessidade de vinculação, isso se torna uma fonte tão grande de angústia e de tensão que a única maneira que a criança tem de lidar com isso será tentando anular esse instinto, recalcando todas as emoções que lhe estejam associadas.

Na situação do estranho, essa é uma criança que, à primeira vista, pode não se diferenciar muito da criança com apego seguro, porque também parece estar à vontade para explorar a sala. Superficialmente, pode parecer mais independente da sua mãe, mas uma observação mais atenta acaba por mostrar que, por um lado, a criança não usa a mãe como a sua base segura, ou seja, não procura regularmente estabelecer contato com ela, como fazem as crianças com apego seguro, e, por outro lado, apesar de poder explorar o ambiente um pouco mais do que as crianças com apego ambivalente, ela não o faz de forma tão livre e tão ampla como as crianças com apego seguro.

Também existe uma diferença notória que se revela quando a mãe sai da sala: a criança não parece ficar muito perturbada com essa ausência e pode até continuar a brincar, quase como se nem desse pela sua falta. Isso também pode ser confundido com um comportamento de independência, mas é uma falsa independência, porque, dado o grau de imaturidade de uma criança com menos de 18 meses, o mais natural é que, quando se encontra num lugar desconhecido e com uma pessoa estranha, o seu instinto lhe diga para procurar a mãe.

Quando a criança fica sozinha na sala e o estranho entra, ela se deixa confortar por ele, quase como se não visse diferença entre uma pessoa estranha e sua própria mãe. E, quando a mãe retorna à sala, a criança que apresenta esse tipo de vínculo não a procura ativamente, nem tenta estar mais perto dela, como faziam os outros dois grupos de crianças.

Esse tipo de apego, em casos mais extremos, seria provavelmente o que teriam desenvolvido os órfãos da Romênia de quem falamos e o adolescente que matou as duas jovens.

Podemos ver isso como uma espécie de linha contínua: se a negligência não for demasiado grave e se houver outras pessoas que, de algum modo, possam compensá-la, então a criança poderá crescer com um tipo de atitude de desvalorização dos sentimentos, das suas próprias emoções e da importância das relações. Mas, se a negligência for severa e não houver nada no percurso dessa pessoa que possa compensá-la, então o mais provável é que dê origem a perturbações graves do desenvolvimento e, nos casos em que a ausência é total, leve mesmo à morte.

Hoje em dia sabe-se que a negligência pode ter, no nível do desenvolvimento cerebral, efeitos ainda mais devastadores que os maus-tratos, havendo estudos que mostram que ela pode estar na base de um desenvolvimento inferior ao normal em algumas áreas do cérebro.

Esse tipo de apego pode acontecer por negligência pura ou por simples desconhecimento daquelas que são as necessidades básicas de afeto para um bebê, ou porque a própria mãe também cresceu com esse tipo de padrão e por isso tem uma enorme tendência para desvalorizar as suas emoções e as da criança. Pode acontecer também em casos em que a mãe está tão deprimida que simplesmente não tem capacidade de interagir com o bebê para além da satisfação das suas necessidades fisiológicas.

Apego desorganizado

Essa subcategoria de apego inseguro foi acrescentada mais tarde por outros pesquisadores que, revendo os dados de Ainsworth, verificaram que havia um certo número de crianças cujo comportamento era tão estranho e parecia tão errático que não podia encaixar-se em nenhum dos padrões anteriores.

Acontece em casos de maus-tratos, em que a criança fica perante um dilema que não consegue resolver: o seu instinto lhe diz que deveria procurar conforto e proteção na mesma pessoa que, na realidade, é uma fonte de ameaça.

Nos casos de maus-tratos, muitas vezes os pais até estão presentes e respondem à criança durante uma parte do tempo, mas há momentos em que se transformam em ameaça, com agressões físicas ou verbais que fazem a criança sentir que está em perigo. Essa sensação de ameaça ativa o instinto de proteção da criança, fazendo-a sentir que deveria refugiar-se na sua figura de apego. Mas, quando a pessoa que ameaça e a pessoa que deveria proteger são a mesma, a criança não tem capacidade de interiorizar essa realidade sem que isso cause uma grande desorganização em toda a sua estrutura psíquica.

Um dos mecanismos que a criança poderá se ver forçada a ativar para lidar com essa situação, e que é referido por Schore como podendo estar na base de várias perturbações, é o da dissociação: aquela situação é tão insuportável e tão difícil de integrar ou resolver que a criança não tem outra saída senão criar uma espécie de fuga interna que lhe permita estar ali fisicamente mas ao mesmo tempo não estar.

Esse padrão de apego, visto que não permite à criança desenvolver uma estratégia clara para se adaptar ao seu meio, também não lhe permite estruturar corretamente a personalidade, uma vez que não existem mecanismos de defesa que sejam suficientemente eficientes para permitir essa organização interna. A criança cresce de uma forma desestruturada, o que acaba por gerar muita vulnerabilidade do ponto de vista psíquico.

Na situação da experiência do estranho anteriormente relatada, o que distinguia o comportamento dessas crianças era o fato de ser verdadeiramente desorganizado: em todos os outros casos percebe-se que existe uma clara estratégia com vistas na sobrevivência da criança, e que tem como finalidade fazer com que ela se adapte o melhor possível ao seu ambiente. É uma tentativa de preservar a ligação com as figuras de apego, mesmo que isso passe por uma desvalorização das emoções e da importância dessas relações.

No apego do tipo desorganizado, a realidade da criança é tão dramaticamente impossível de resolver que não lhe permite criar nenhuma estratégia para manter essa ligação de apego, já que ela nem sabe se essa é uma relação que seja seguro manter.

Na experiência, essas crianças exibiam alguns comportamentos estranhos e erráticos que os observadores tinham dificuldade para explicar. Por exemplo, quando a mãe regressava à sala, podiam fazer um movimento de aproximação a ela, mas depois, a meio caminho, parar ou voltar para trás, como se não soubessem exatamente o que deveriam fazer. Podiam também procurar o colo da mãe para então querer sair, ou permanecer em seu colo, mas voltando o rosto na direção oposta.

Quando as crianças são vítimas de maus-tratos, para além dessa desorganização interna que se gera, é provável que passem a viver num estado de hipervigilância, mantendo-se sempre alerta, num modo de proteção em que estão constantemente à procura de sinais dos outros que possam representar uma ameaça. Esse estado de alerta constante torna-se um hábito tão enraizado que, mesmo em situações em que não haja razão para esperar nenhum tipo de ameaça, esse mecanismo não pode ser desligado, porque a criança já não sabe como fazê-lo.

Padrões de apego no adulto: como a história continua

Quando nos tornamos pais, é muito natural que certas emoções, ligadas a questões não resolvidas ou a feridas antigas da nossa infância, apareçam — muitas vezes de forma inconsciente — e nos levem a sentir determinadas coisas ou a ter comportamentos com os filhos que, por vezes, nem percebemos bem de onde vêm.

Acontece com alguma frequência haver pais ou mães que ficam frustrados porque se dão conta de que estão fazendo com os filhos exatamente aquilo que os seus pais fizeram com eles e que sempre juraram que não iriam repetir. Isso é mais provável que aconteça quando não refletimos sobre as nossas experiências passadas e quando não somos capazes de integrá-las de forma harmoniosa, coerente e com um significado. Quando não temos consciência das nossas emoções e não somos capazes de encontrar um significado para o que vivemos, é mais provável que fiquemos presos aos padrões conhecidos e que continuemos a perpetuar o ciclo, fazendo exatamente aquilo que sempre dissemos que não queríamos fazer, sobretudo nos momentos mais desafiadores ou em que estamos mais tensos.

Para essa tomada de consciência e para que possamos fazer as pazes com o nosso percurso, é importante sabermos que um padrão de apego seguro não implica que os pais amem mais os seus filhos. Seria muito injusto falarmos em falta de amor, porque todos os pais amam os filhos. O que acontece é que as nossas próprias experiências de infância condicionam a forma como vivenciamos e lidamos com esse amor. Influenciam a forma como entramos em contato com ele e a forma como somos capazes de transmiti-lo. Se as nossas primeiras experiências nos ensinaram a desvalorizar as emoções ou a não demonstrá-las, então o mais natural é que tenhamos alguma dificuldade em transmitir aos nossos filhos o amor incondicional de que precisam. Porque todos os pais sabem que amam os seus filhos, mas nem todos os filhos percebem esse amor.

Então, para criar uma boa ligação com os nossos filhos e permitir que uma vinculação segura aconteça, é essencial que sejamos capazes de olhar para nós, de tomar consciência do nosso percurso e da forma como este condicionou o nosso olhar do mundo e dos outros, e é essencial que sejamos capazes de encontrar as feridas do nosso percurso e maneiras de sará-las. Porque só assim poderemos estar verdadeiramente livres para iniciar uma relação com os filhos sem estar condicionados pelas experiências do passado.

Para encontrar maneiras de sarar as nossas feridas do passado, não temos de nos lembrar exatamente daquilo que aconteceu ou fazer algum tipo de regressão ao passado. E o fato de essas feridas existirem não quer dizer que estejamos presos a elas para sempre. É verdade que as pesquisas mostram que uma boa percentagem dos pais tem tendência a repetir com os filhos o mesmo padrão de apego que teve com os seus pais, mas também é verdade que há muitos pais que conseguem romper o ciclo. Para isso é necessário que, em primeiro lugar, se encontre uma relação que permita sarar essas feridas. Porque são feridas que surgiram num contexto relacional e porque uma das necessidades básicas de todos nós é o estabelecimento de uma relação em que nos sintamos plenamente aceitos, compreendidos e amados. Se não tivemos isso na infância, precisaremos encontrar uma forma de tê-lo na idade adulta. Esse encontro com alguém que nos veja de verdade, que nos conheça e nos aceite é importante para fazermos as pazes com tudo o que houve de errado em nosso passado. Esse encontro pode acontecer com um profissional que tenha uma postura de aceitação e de valorização, mas pode ser também uma relação mais informal, com um amigo verdadeiro, ou uma relação de casal. O importante é que aconteça com alguém que tenha a capacidade de nos ver como somos de verdade e que, de algum modo, possa espelhar-nos essa essência com a atitude de amor e de aceitação que faltou na nossa infância. Será mais fácil que essa pessoa seja um bom espelho para nos ajudar nesse processo se ela própria tiver um padrão de apego seguro.

Outro passo essencial é a capacidade de dar um significado à nossa experiência. Para fazermos as pazes com o nosso passado e com as nossas feridas, essa capacidade de encontrar um significado para as coisas importantes é fundamental. Essa é, aliás, uma das características que distinguem as pessoas capazes de quebrar o ciclo das que não o são: a capacidade de dar um significado à sua história. A capacidade de encontrar uma forma de compreender as nossas experiências passadas é o que nos permite encerrar verdadeiramente esses capítulos da nossa vida e ficar em paz com tudo o que vivenciamos neles.

Para sermos capazes de dar significado às nossas experiências, precisamos primeiro criar as condições necessárias para poder refletir sobre elas. Para isso, importa perceber de que forma a criança que fomos ontem nos tornou o adulto que somos hoje. E, tal como foi elencado para as crianças, também no que toca aos adultos podemos identificar diferentes tipos de apego que se refletem em diferentes "estilos" de pessoas.

Estilo autônomo

Quando pessoas desse estilo são entrevistadas em um contexto clínico, têm um discurso coerente, com consistência interna e não defensivo, o que demonstra que interiorizaram e estruturaram bem as suas experiências, e demonstra também a capacidade de perceber a sua importância e de descrevê-las de forma equilibrada.

Esse padrão é mais fácil de encontrar em pessoas que desenvolveram um tipo de apego seguro na infância, mas também é possível encontrá-lo em adultos que, não tendo tido a possibilidade de desenvolver um apego seguro quando crianças, foram mais tarde capazes de integrar e compreender as suas experiências de modo a desenvolver aquilo a que se chama padrão autônomo conquistado.

Essa conquista de segurança feita na idade adulta é fruto de um trabalho de reflexão interior que pode acontecer com base nas relações seguras que a pessoa teve oportunidade de desenvolver. Essas relações podem formar a base necessária para que reflita sobre as suas experiências e seja capaz de integrá-las de outro modo. Além disso, relações seguras podem servir para mudar a estrutura cerebral, ajudando a criar ligações neuronais e a estabelecer novas redes e novos padrões de comportamento e de ativação.

Como já vimos, também será mais fácil fazer essas mudanças se, em criança, tiver havido alguém com quem o indivíduo tenha tido oportunidade de experimentar um modo de relacionamento mais seguro, mesmo que essa pessoa não tenha sido a sua ligação principal ou primária. Nesse caso, o sujeito terá pelo menos alguma memória de ter sido aceito, e, mesmo que essa aceitação não tenha vindo dos pais, é importante a existência desse modelo para que ele saiba que essa possibilidade existe.

O mindfulness pode ser uma ferramenta importante para a conquista desse padrão, porque ajuda a criar uma relação diferente com nós mesmos. Ajuda-nos a treinar a capacidade de aceitação e de acolhimento que se aprende facilmente quando é transmitida pelos nossos pais.

O mindfulness ajuda a desenvolver o hemisfério direito, uma zona do cérebro que está em grande "ebulição" nos dois primeiros anos de vida e que Schore relaciona com o nosso inconsciente. Talvez seja por isso que Daniel Siegel tenha percebido que essa prática podia ajudar a gerar, do ponto de vista cerebral, um padrão de funcionamento muito semelhante ao que acontece nos casos em que já existe um apego seguro.

Um estudo demonstrou que os adultos com padrão de apego inseguro precisavam ativar mais áreas do cérebro para sentir emoções positivas e, na maior parte dos casos, ativavam áreas mais ligadas aos processos cognitivos, o que não acontecia com as pessoas que tinham um padrão autônomo. Os autores do estudo concluíram que essas pessoas precisavam se esforçar ou trabalhar mais para se sentirem bem. Isso quer dizer que um padrão autônomo nos permite estar bem e sentir emoções positivas com menos esforço, o que, no entanto, não pode ser considerado uma garantia de que nunca nos sentiremos mal ou de que nunca encontraremos problemas. Mas pode ser uma garantia, sim, de que, quando esses problemas surgirem, teremos uma base mais firme para lidar com eles.

Estilo evitante

Nesse caso, a tendência é de que a pessoa não se lembre muito bem da sua infância e desvalorize os acontecimentos (sobretudo os negativos) e os relacionamentos, bem como a importância que possam ter tido para ela. Muitas vezes, são adultos que até parecem corresponder à descrição de uma infância feliz, mas um ouvinte atento percebe rapidamente que existem algumas incongruências no seu discurso. Outra coisa que se observa também nesses casos é o fato de existir um tipo de discurso que se torna muito defensivo, como se houvesse alguma coisa de que a pessoa precisa se proteger, mesmo que o faça de forma inconsciente. Na verdade, nesses casos a pessoa tenta se defender das suas próprias emoções e da sua própria dor interna, que não reconhece e que tenta diariamente afastar da consciência.

Esse é o tipo de adulto que tem tendência a desvalorizar as relações e as emoções. São aquelas pessoas que sentem que só podem contar consigo mesmas e que não devem dar muita importância às emoções.

Por vezes, essas pessoas mostram uma certa tendência a idealizar a imagem dos pais e a dizer que tiveram uma infância ótima, muito feliz e com tudo o que precisavam, embora não cheguem a ser capazes de citar episódios específicos. Esse é um mecanismo de defesa que lhes permite esconder-se das suas próprias feridas para não terem de lidar com essa enorme perda que sofreram durante a infância.

Alguns estudos demonstram que as crianças com apego seguro têm uma memória autobiográfica maior quando são pequenas, o que permite que se lembrem mais facilmente de episódios específicos e das rotinas dos seus dias. Há estudos que mostram que as crianças que têm melhor relacionamento com a mãe quando são pequenas têm um hipocampo maior na idade em que entram no ensino fundamental, estrutura que tem relação direta com a memória. Acredita-se que uma das razões para isso acontecer pode estar ligada ao fato de os pais dessas crianças terem uma tendência maior para falar com elas sobre o que fizeram e sobre as suas experiências, ajudando assim no estabelecimento das memórias. Por outro lado, também se sabe que as experiências negativas ou de estresse muito intenso na infância podem prejudicar o desenvolvimento do hipotálamo. Isso pode ter alguma relação com o fato de as pessoas com apego inseguro terem tendência a relatar poucas memórias de infância.

Isso também pode estar relacionado com o mecanismo de dissociação de que Schore fala, e que é mais provável que aconteça com crianças que passam por muitas experiências difíceis. Esse mecanismo é usado quando a criança vive uma experiência intensa demais para que possa ser integrada de forma saudável em sua memória. Quando passa por algum tipo de trauma, que pode estar ligado ao fato de não conseguir estabelecer uma boa relação de apego, a criança pode recorrer a esse mecanismo como forma de se desligar e de afastar um pouco da sua consciência todo o sofrimento que está associado a essa situação. Ao fazê-lo com regularidade, irá crescer habituada a recorrer a esse tipo de defesa, que, mais tarde, na vida adulta, pode dificultar a recordação das várias situações, visto que estas ficam como que dissociadas da sua experiência.

Esse é o tipo de pessoa que, mesmo quando está numa relação íntima, tem bastante dificuldade em ligar-se ao outro. São pessoas que podem transmitir uma imagem forte de autoconfiança e de autossuficiência, porque parecem ser capazes de fazer tudo por si próprias e podem ter uma atitude de não olhar para trás, mas, ao mesmo tempo, escondem uma vulnerabilidade e feridas muito grandes. Tão grandes que nem para si próprias são capazes de admitir.

Muitas vezes são precisamente esses indivíduos que se tornam mais atraentes para as pessoas que têm apego ambivalente, porque parecem transmitir toda a confiança e segurança que estas sentem que lhes falta. Mas, ao mesmo tempo, quando essas ligações acontecem, a tendência é de que ambos se sintam frustrados, porque a pessoa com apego ambivalente deseja um tipo de ligação muito mais íntima do que a pessoa com apego evitante pode proporcionar. Mas, ao mesmo tempo, como a pessoa com apego ambivalente deseja intensamente essa ligação profunda mas também tem muito medo de obtê-la, isso pode gerar um padrão que vai alimentando-se a si mesmo, provavelmente com muitos conflitos, a menos que um dos dois decida fazer algum trabalho interno e tratar as suas feridas.

Especula-se que esse tipo de apego também pode estar na origem de algumas depressões que têm na base o sentimento que Seligman chamou de desesperança aprendida. Esse é um mecanismo muito semelhante ao da depressão, em que a pessoa tem tendência para sentir que os seus esforços não servem para nada e para acreditar que não tem nenhum tipo de controle para impedir que as coisas más aconteçam.

Seligman, considerado o pai da Psicologia Positiva, começou por estudar esse mecanismo em cães, aos quais eram aplicados choques elétricos, de maneira aleatória e imprevisível, dos quais não podiam fugir. Ao fim de algum tempo, ele observou que os cães apresentavam um comportamento deprimido: interagiam muito menos com as pessoas, brincavam menos uns com os outros, comiam menos, mostravam menos entusiasmo com a comida e com as saídas e, de modo geral, pareciam bem mais apáticos do que antes da experiência.

Na segunda parte da experiência, Seligman deu aos cães a possibilidade de aprender a saltar uma cancela para escaparem aos choques, mas verificou que a grande maioria deles, ao contrário de outros que não tinham sido submetidos aos choques, nem sequer tentava saltar.

Esse tipo de experiência foi reproduzida com outros animais e mais tarde também com pessoas, às quais se pedia que passassem algum tempo resolvendo problemas que não tinham solução ou eram submetidas a barulhos muito altos e incômodos, que não tinham como prever ou evitar. Em todos os casos, Seligman verificou que a perda do controle em situações difíceis, ou seja, a incapacidade que as pessoas ou os animais sentiam de controlar as coisas ruins que lhes aconteciam dava origem a um sentimento que chamou de desesperança aprendida, e que podia prolongar-se por vários dias.

Um bebê que sente que os seus atos não servem para nada e que o seu choro não desencadeia nenhuma reação nas pessoas que cuidam dele pode crescer com a crença de que não podemos evitar que as coisas ruins aconteçam, o que está na base desse mecanismo da desesperança. Seligman defendia que essa desesperança aprendida era, nos sintomas mas também no perfil neurológico, em tudo semelhante à depressão, e por isso faz sentido pensarmos que crescer com esse tipo de sentimento possa estar na base de algumas depressões que se manifestam nos adultos ou até em adolescentes.

Por outro lado, o fato de essas pessoas crescerem distantes e desligadas dos seus sentimentos pode estar na base de algumas perturbações da ansiedade: quando a pessoa chega a um ponto em que já não é capaz de conter as situações de tensão e não está habituada a lidar com suas emoções, ela não sabe o que fazer com os sinais de estresse ou de ansiedade quando eles se tornam demasiado intensos.

Esse tipo de padrão também pode dar origem a pessoas com muita dificuldade em pedir ajuda e em deixar que alguém cuide delas, e também com uma tendência a ver os problemas sempre do lado de fora e alguma dificuldade em reconhecer seus próprios erros. Isso porque, para um adulto que nunca teve apoio para lidar com as suas emoções e que nunca se sentiu verdadeiramente protegido, ter de admitir que errou e que precisa mudar coloca-o numa posição muito vulnerável, com a qual pode não ter capacidade de lidar, uma vez que passou toda a vida tentando fugir desse sentimento.

Nesses casos, pode ser importante criar formas de levar a pessoa a vivenciar essa vulnerabilidade em situações em que se sinta verdadeiramente apoiada, protegida e em que saiba que não está sendo julgada e que pode confiar que alguém estará presente para ajudá-la a lidar com o que sente. No entanto, poderá levar muito tempo até que seja construída a confiança necessária na relação para que isso aconteça.

Estilo preocupado

O estilo preocupado tem origem num padrão de apego ambivalente na infância, em que na idade adulta ainda há uma preocupação com experiências da infância que não ficaram bem resolvidas e que continuam a incomodar. Pode existir uma mágoa ou uma raiva consciente em relação aos pais ou a algumas situações do passado, e é normal que essas pessoas sintam que não tiveram uma infância muito boa, e que a tendência seja para se lembrarem mais dos aspectos negativos dessa época.

Trata-se essencialmente de alguém que não aprendeu a encarar os outros como uma fonte segura de estabilidade para lidar com as suas próprias emoções. Esse tipo de adulto é alguém que procura quase desesperadamente estabelecer a ligação profunda que nunca teve oportunidade de construir, mas, ao mesmo tempo, tem muito medo de se ligar verdadeiramente a alguém, porque aprendeu que os outros não são de confiança.

Ao contrário do padrão anterior, aqui a pessoa tem consciência do impacto que as experiências de infância tiveram sobre si mesma e sobre a sua vida, ainda que não tenha conseguido propriamente compreendê-las, dar-lhes sentido ou superá-las.

Esses casos também deixam bases para que seja mais provável que, sobretudo nos momentos mais difíceis, surjam algumas perturbações de ansiedade, simplesmente porque as crianças que cresceram com esse tipo de padrão nunca tiveram ajuda para lidar com seus estados ansiosos. Nunca tiveram alguém que lhes permitisse aprender que todas as emoções podem ser vivenciadas sem medo, e que podemos aprender a passar das emoções mais intensas e difíceis para estados de maior equilíbrio. Uma criança sozinha não consegue fazer essas passagens, precisa que alguém a ajude. E nesses casos é muito provável que as mães tivessem, também elas, receio das suas próprias emoções e das que os filhos demonstravam.

Andreia era mãe de Ana, com 7 anos. Andreia tinha tido uma infância um pouco distante da mãe e do pai, com quem nunca estabelecera uma ligação segura, e tinha crescido como uma pessoa bastante ansiosa e com dificuldade de lidar com suas próprias emoções. Como sempre sentira que os pais não se preocupavam muito com suas emoções, Andreia queria mostrar que se preocupava bastante com as de sua filha, mas, na verdade, o que fazia era tentar minimizar ao máximo e o mais rapidamente possível qualquer demonstração de uma emoção menos positiva por parte da menina. Quando Ana era bebê, Andreia não suportava ouvi-la chorar e, sempre que isso acontecia, tentava desesperadamente fazê-la parar, de formas nem sempre eficazes, ou tentava a todo custo ignorá-la. Como resultado da ansiedade da mãe e da dificuldade que esta tinha em lidar com as emoções, Ana crescia também como uma menina bastante ansiosa, e aos 7 anos já sofria de enxaqueca. Mas Andreia desvalorizava tudo isso e tentava relativizar as coisas e acreditar que Ana era apenas um pouco ansiosa, e que não havia mal nenhum nisso, porque tinha muito medo de olhar verdadeiramente para os receios da filha – o que implicaria ter de olhar para os seus próprios medos.

O fato de uma criança, durante a maior parte do tempo, não se sentir protegida e segura com a mãe também faz com que a sua ansiedade aumente e com que os seus níveis de estresse fiquem cronicamente elevados, o que, por sua vez, a torna cada vez menos capaz de enfrentar os desafios. Isso porque um padrão de apego inseguro pode estar na origem de algumas modificações fisiológicas importantes, como veremos mais adiante.

Numa relação de casal, as pessoas de estilo preocupado podem tornar-se bastante exigentes com os parceiros, no sentido de precisarem de muitas demonstrações de afeto, mas evitando, ao mesmo tempo, entregar-se totalmente e deixar que o outro se aproxime de verdade.

Acontece com alguma frequência de escolherem parceiros com apego do tipo evitante, pela falsa sensação de independência e de segurança que podem transmitir, e também porque, de certo modo, acabam por se sentir mais seguras com alguém que parece não se deixar intimidar ou assoberbar pelos seus sentimentos mais intensos. Mas, nesses casos, se não houver algum trabalho na relação com um esforço de crescimento de ambas as partes, a tendência é de que acabe por se tornar uma fonte de frustrações, uma vez que é difícil para o parceiro preocupado sentir que pode confiar no parceiro evitante, já que este acaba tendo um comportamento muito parecido com o de sua mãe, no sentido de desvalorizar constantemente as suas emoções e necessidades.

Muitas vezes, os adultos de estilo preocupado têm uma sensação de culpa, como se fossem eles os responsáveis pelas experiências negativas de sua infância. Sentem que eram sensíveis demais ou exigentes demais, e que por isso achavam sempre pouco o que os pais faziam. Isso acontece porque é mais fácil para uma criança interiorizar uma imagem negativa de si própria do que assumir que seus pais não são capazes de tomar conta dela como deveriam.

Por outro lado, nesses casos também acontece muitas vezes que os pais têm uma imagem negativa da criança, que a sentem como exigente demais ou malcriada. E, como os pais são o primeiro espelho dos filhos, então essa é mais uma contribuição de peso para que a criança se torne um adulto com uma autoimagem negativa e com tendência para se culpar pelo que correu mal na sua infância e na sua vida.

É importante reconhecermos que não existe nada de errado numa criança que pede o apoio e o conforto dos pais e que são estes que, muitas vezes, não têm capacidade para lhe dar aquilo de que precisa. Isso pode passar por uma primeira fase em que nos enraivecemos, mas, depois dessa raiva inicial, importa percebermos que cada pai ou mãe tem a sua própria história e que é difícil dar aquilo que nunca se teve.

Estilo não resolvido

As pessoas que têm esse estilo são aquelas que, em contexto clínico, apresentam o discurso mais incoerente e desorganizado. Quando lhes são feitas perguntas sobre a sua vida, misturam o passado com o presente, e percebe-se que houve um trauma grande.

Não há a capacidade de contar as experiências de uma forma linear, que permita a quem ouve uma boa compreensão da história de infância e do percurso de vida da pessoa. Por vezes, podem também surgir algumas contradições, como o indivíduo dizer que teve uma infância feliz, mas depois só se lembrar de coisas ruins, ou dizer que a mãe era muito boa, mas depois só contar histórias negativas.

>Antônio tinha 30 trinta anos e procurou-me depois de ler um dos meus livros. Tinha esperança de que a meditação pudesse ajudá-lo a lidar com as suas emoções. Começou por me contar da sua infância bastante difícil, com uma mãe que frequentemente tinha crises de depressão tão graves que passava dias a fio sem sair da cama e quase sem comer, e com um pai abusivo, que havia maltratado a ele e à sua mãe durante os primeiros anos em que viveram juntos. Desde pequeno, Antônio se habituara a ter de cuidar da mãe durante esses episódios em que não tinha mais ninguém que o apoiasse, porque o pai passava muitas horas fora de casa e, quando estava presente, quase sempre estava alcoolizado e tinha comportamento agressivo. Nessas horas não havia ninguém que lhe fizesse as refeições ou que cuidasse dele ou da casa onde morava com a mãe e uma irmã alguns anos mais nova. Ele tinha de cuidar de tudo sozinho, desde muito pequeno. Antônio também contou que houve um período de sua vida, quando ainda era bebê, em que tinha ficado na casa de uma tia, provavelmente porque a mãe não podia cuidar dele, e isso o tinha marcado bastante, pela sensação de abandono. Era nítido que a sua infância tinha sido de sofrimento, e era evidente que esse sofrimento ainda não estava bem resolvido e que os episódios do passado continuavam a ferir o seu presente. Antônio tinha procurado a prática de meditação como algo que poderia preencher o seu vazio interior e havia sofrido um episódio de descompensação, em que tivera alucinações. Chegara até a ser internado, quando participava de um retiro intensivo de meditação. Por causa desse episódio, que não voltou a se repetir, Antônio ainda estava sendo medicado com antipsicóticos e ansiolíticos.

Nesses casos, aquilo que também costuma estar presente, ainda mais do que nos outros dois estilos, é um mecanismo de dissociação, ou seja, a pessoa pode contar coisas terríveis do seu passado, mas o faz sem nenhuma emoção, como se estivesse contando algo que não se passou com ela ou como se já não fosse capaz de acessar os sentimentos ligados a esse episódio. Esse mecanismo é uma espécie de último recurso que a criança usa quando é exposta a um episódio de tensão intenso demais para que possa integrá-lo, e a dissociação torna-se um meio para a sobrevivência e para lidar com todas as experiências difíceis.

Nesses casos, como a criança nunca teve oportunidade de desenvolver uma estratégia de sobrevivência eficaz, cria-se uma grande instabilidade, pois não há sequer uma defesa eficiente perante os desafios, mas antes uma grande fragilidade, que pode estar na origem de patologias graves. Será mais provável que estas se manifestem nos momentos em que a pessoa se sente mais pressionada pelos desafios da vida.

As pessoas com estilo não resolvido nunca tiveram oportunidade de aprender a lidar com as emoções, nunca tiveram um modelo ou um exemplo que pudessem seguir para aprender a controlar os impulsos, os medos, a raiva. E, por isso, também há uma probabilidade de facilmente se tornarem impulsivas e agressivas, porque nunca lhes foi possível aprender a canalizar de outro modo as suas emoções mais complexas. Se não forem tomadas medidas para interromper esse ciclo e se essas pessoas não forem devidamente apoiadas por alguém que tenha uma estrutura sólida a quem possam se ligar, e que possa servir-lhes de modelo para aprenderem outro modo de lidar com as emoções, quando adultos podem facilmente tornar-se agressores, perpetuando assim um ciclo de angústia, de violência e sofrimento que não é fácil de interromper.

Termino esta parte com uma citação dos autores do maior estudo realizado nessa área até agora, que acompanhou centenas de crianças de várias proveniências durante mais de vinte anos, desde antes do seu nascimento até a entrada na idade adulta.

"A capacidade de ter um bom desempenho na escola, a capacidade de manter relações íntimas e a capacidade de ser resiliente são resultado do desenvolvimento. A personalidade em si mesma é um resultado do desenvolvimento. Da mesma forma, vemos a psicopatologia como um resultado do desenvolvimento."

Proponho a seguir um exercício que faz uma ponte entre o relaxamento e a meditação. É um exercício em que continuamos a trabalhar a concentração, mas em que, ao mesmo tempo e por estarmos deitados, se torna mais fácil entrar num estado de relaxamento. Esse exercício é muito bom para nos ajudar a criar uma outra relação com o corpo e para treinar essa capacidade de acolher, em cada instante, cada parte da nossa experiência.

Se quiser, para tornar o exercício mais fácil, faça uma gravação sonora das instruções que se seguem, com uma voz suave e pausada, para ir se guiando, sobretudo nas primeiras vezes.

EXERCÍCIO

Consciência corporal: criar uma nova relação com o corpo

Comece por encontrar um local tranquilo, onde possa ficar sozinho e não ser interrompido. Deite-se de barriga para cima, sobre um colchão de ioga ou uma manta dobrada.

Afaste os braços do tronco e as pernas uma da outra, volte as palmas das mãos para cima e deixe que os pés caiam para o lado. Se sentir que o pescoço ou a cabeça não estão confortáveis, você pode usar uma manta dobrada debaixo da nuca, mas, para manter a coluna vertebral bem **alinhada**, é preferível que não use almofadas. Se sentir **tensão na zona** lombar, também pode colocar uma almofada ou um rolo debaixo dos joelhos, elevando-os um pouco e **girando ligeiramente a** bacia, ficando assim a zona lombar em contato com a superfície.

Comece por tomar consciência do seu corpo como um todo, deitado sobre o chão. Observe durante alguns instantes a respiração, no seu ritmo natural, espontâneo. Depois comece a preparar-se para levar a sua consciência a percorrer cada uma das partes do corpo. Comece por tomar consciência do seu pé esquerdo, sinta cada dedo do pé, observando as sensações que surgirem, quando surgirem e como surgirem. Não precisa impor nenhuma sensação específica, mas procure também não rejeitar nenhuma. Se não surgir nada, tudo bem, observe essa ausência.

Tome consciência do peito do pé, da planta e do calcanhar. Observe e sinta. Deixe que toda a sua atenção se foque nessa zona do corpo durante alguns instantes e depois, ao expirar, solte o pé esquerdo e traga a atenção para o tornozelo, entrando agora em contato com essa parte do corpo durante alguns instantes. Solte o tornozelo e traga a sua atenção para o joelho e depois para a coxa. Faça o mesmo com o pé e com a perna direitos.

Soltando as duas pernas, tome consciência da anca esquerda e da anca direita, da zona pélvica e das nádegas.

Tome consciência da zona da barriga, costelas e peito. Observe durante alguns instantes o movimento de ondulação sutil que a respiração provoca ao longo de todo o tronco. Tome consciência também das costas, da zona lombar dorsal, das omoplatas esquerda e direita. Solte todo o tronco ao expirar e entre em contato com as mãos, observando os dedos, as palmas e o dorso das mãos. Observe as sensações sem se prender e sem rejeitar nada do que for surgindo.

Tome consciência dos pulsos, braços e antebraços. Expirando, solte todo o braço esquerdo e todo o braço direito. Tome consciência dos ombros e do pescoço e de todos os músculos do rosto: queixo, lábios, língua, maçãs do rosto, nariz, pálpebras, globos oculares, testa, têmporas, couro cabeludo e orelhas. Deixe que os seus lábios fiquem entreabertos, procurando soltar totalmente os maxilares. Solte todo o corpo e observe-o novamente, como um todo, aqui presente, durante alguns instantes.

Fique nesse estado de abertura em que pode acolher todas as sensações que forem surgindo sem se prender a nada, mas também sem rejeitar nenhuma delas. Não precisa impor nenhuma sensação. Não há nenhuma meta, nenhum objetivo a atingir. Pode ficar apenas nesse estado de abertura e receptividade durante alguns instantes. Relaxar não é algo que possamos impor ou forçar, mas é algo que, simplesmente, permitimos que aconteça.

Depois de fazer este exercício durante quinze a vinte minutos, você pode começar a se preparar para voltar a sentir o contato do corpo com a superfície. Comece a tomar consciência do espaço à sua volta. Trazendo consigo essa capacidade de acolher cada parte, cada instante da sua experiência, prepare-se para deixar esse estado de relaxamento profundo. Faça uma inspiração um pouco mais profunda, sentindo-se inundar de vitalidade e bem-estar, faça pequenos movimentos com os dedos dos pés e das mãos e espreguice-se à vontade, finalizando assim esse relaxamento.

Pratique diariamente esse exercício, de manhã, ao acordar, ou à noite, antes de dormir. Você pode fazê-lo antes da prática da atenção plena da respiração.

Reconstruindo a história

Praticar mindfulness com o apego em mente

Pessoas com diferentes tipos de apego têm uma visão diferente do mundo e dos relacionamentos e, consequentemente, os desafios que enfrentam e aquilo que precisam trabalhar serão diferentes. Por isso, apesar de as práticas recomendadas serem, na base, iguais para todos, podemos dizer que, de acordo com o tipo de padrão de cada um, é possível dar um foco diferente à prática de mindfulness.

Tendo em conta os tipos de apego referidos no capítulo anterior, aqui ficam algumas considerações relativas à forma como a prática de mindfulness pode ser benéfica para cada um deles.

Estilo autônomo — desenvolver a escuta interna

No caso de pessoas com estilo autônomo, existe uma base que nos dará mais estabilidade e um pouco mais de confiança para sabermos aquilo que precisa ser trabalhado. Nesses casos, esse exercício pode ser muito útil para dar mais voz a essa sabedoria e à nossa intuição, que pode nos guiar e ajudar a saber que partes de nós precisam de mais atenção cada vez que fizermos esse exercício. Então podemos aproveitar o mindfulness para treinar esse processo de escuta interna, para que vá se tornando cada vez mais fácil estar em contato com o corpo e com a experiência presente.

> ## EXERCÍCIO
>
> Depois de percorrer todas as partes do corpo com a nossa atenção, podemos então ficar apenas observando e tomando consciência se existe alguma parte que precise mais da nossa atenção. Se sentirmos que sim, podemos simplesmente experimentar acolher as sensações que surgirem dessa parte, sem julgamentos da nossa mente. Como se fôssemos o céu que vê passar todas as nuvens sem precisar se envolver com nenhuma delas, mantendo presente que a nossa consciência é apenas esse céu azul que pode ver passar e acolher todas as nuvens, sejam elas brancas ou cinzentas, grandes ou pequenas. Um céu imenso, com capacidade para acolher e ver passar todas as tempestades. Lembrando-nos de que podemos acolher até as tempestades mais intensas a que os filhos por vezes dão origem, sem perder essa âncora em que a consciência do corpo e de cada instante pode se tornar.

Estilo evitante — reforçar a atenção ao corpo e às emoções

Nesse padrão de funcionamento, geralmente não há muito o hábito de prestar atenção ao corpo ou às emoções. Por isso, esse exercício de mindfulness pode parecer estranho no início e pode originar até uma sensação de medo, que, na maior parte das vezes, faz com que a pessoa tenha vontade de interrompê-lo. Mas, se persistir e o fizer com regularidade, pode ser uma excelente forma de aprender a entrar em contato com o seu corpo e escutar as suas mensagens. E, por meio de uma nova consciência corporal, torna-se mais fácil entrar em contato com as nossas emoções e sentimentos. Então este exercício de mindfulness deverá ser usado para isso: para irmos treinando e experimentando aos poucos, no nosso ritmo, essa capacidade de escutar o corpo e de ir acolhendo as suas mensagens em cada instante.

Este nem sempre é um percurso fácil quando não estamos habituados a entrar em contato com as nossas emoções, e poderá haver fases que nos parecerão avassaladoras demais para podermos lidar com elas. Quando isso acontece, é importante sermos capazes de ter a atitude de acolhimento e compaixão para com nós mesmos que o mindfulness ajuda a trabalhar, e sermos capazes de acolher esse medo, sabendo que ele é natural e que vem apenas dos mecanismos de defesa que serviram para nos proteger durante tanto tempo.

EXERCÍCIO

Tanto durante o relaxamento como durante o nosso dia a dia, sempre que nos sentirmos mais ansiosos ou com medo de alguma emoção mais intensa que começa a surgir, poderá ajudar pensar na imagem de uma árvore com folhas caindo: os nossos pensamentos e emoções são as folhas que caem e que podemos ver sendo levados pela corrente de um rio. Nós não somos essas folhas que caem, mas sim a árvore, com um tronco forte, seguro e capaz de fazer nascer e deixar cair todas as folhas, sejam elas grandes ou pequenas, bonitas ou feias, sabendo que quer estejam ainda ligadas a nós, quer estejam caindo, seguindo o seu caminho, nós não somos essas folhas, somos o tronco que as contém e sustenta. Com raízes bem firmes no chão e ramos em direção ao céu.

A investigação nessa área é praticamente inexistente, mas um estudo da Universidade de Coimbra demonstra que nos casos de apego evitante a relação entre pais e filhos pode ser prejudicada por essa incapacidade de sentir e acolher as emoções, que é essencial para o estabelecimento de um apego seguro. Então, nesses casos, o foco, tanto nos exercícios de mindfulness como no dia a dia, deve estar na intenção de treinar essa capacidade de acolher todas as nossas partes, todas as nossas emoções, por mais assustadoras que pareçam. Para isso, precisamos fazer as pazes com quem somos, com o nosso passado, com a nossa história, e aceitar que o que sentimos está certo, as nossas emoções estão sempre certas e podemos simplesmente acolhê-las, acolhendo também o medo que vem com elas — que também está certo, porque, em alguma parte da nossa vida e da nossa história, foi esse mesmo medo que serviu para nos proteger, para nos ajudar a sobreviver. Mas, agora que crescemos, que somos adultos e podemos nos lembrar de ser a árvore e não as folhas apenas, já podemos dizer adeus a esse medo, agradecendo-lhe pela proteção que nos deu e por nos ter ajudado a viver da melhor maneira que sabíamos, com a noção porém de que já não precisamos dele, pois conseguimos estabelecer relações mais seguras e autênticas com as pessoas importantes da nossa vida. Porque já não somos crianças e temos algum controle sobre a nossa vida, sobre os nossos relacionamentos, não estando simplesmente à mercê do nosso ambiente e das pessoas com quem vivemos.

Estilo preocupado ou ansioso — afastar a ansiedade

Nesses casos são comuns as perturbações da ansiedade, e por isso o importante é começarmos a ser capazes de entrar em contato com essa agitação interna e perceber que pode ter origem na memória inconsciente de nunca nos termos sentido verdadeiramente protegidos e acolhidos. A ansiedade é apenas um mecanismo de sobrevivência e proteção, e ajuda reconhecer essa ansiedade quase como uma parte amiga, uma velha conhecida que podemos receber de braços abertos em vez de acreditar que conseguimos fugir dela. O interessante é que, ao contrário das amigas de verdade, essa, sempre que somos capazes de acolhê-la verdadeiramente, acaba indo embora.

Quando estamos habituados a viver preocupados e ansiosos, também é possível que esse exercício de mindfulness desperte, no início, alguma ansiedade. Isso acontece porque é um exercício em que abdicamos do controle racional, em que a ideia é treinar uma atitude de entrega e de aceitação, que pode ser difícil para quem nunca aprendeu a confiar em si próprio ou nos outros.

Por outro lado, a ansiedade — que surge de uma tentativa de nos protegermos das possíveis ameaças — também nos permite estar atentos ao que se passa, aos pensamentos, sensações e estímulos, e por isso pode ser assustador ficar simplesmente observando as sensações sem reagir, deixando-as passar. A aprendizagem, nesses casos, deverá ser no sentido de irmos abdicando da tendência de querer controlar a nossa experiência, ao mesmo tempo que vamos aceitando que não há nada de errado conosco e na nossa forma de sentir as coisas, aceitando que até o medo e a preocupação constantes estão certos, pois foram eles que, durante muito tempo, nos ajudaram a sobreviver.

Se não tomarmos consciência nem aceitarmos sem julgamentos os nossos medos e ansiedades, o mais provável é que acabemos transmitindo isso mesmo aos nossos filhos: que esses sentimentos são sinônimo de um "defeito" e que por isso eles não são totalmente dignos do nosso amor. Não há nada pior do que crescer com a sensação de que em algum lugar dentro de nós existe algo profundamente errado.

O estudo que já referimos, de pesquisadores de Coimbra, publicado no final de 2015, observou também que, no caso das mães que têm um estilo preocupado, um dos grandes entraves ao desenvolvimento de uma parentalidade mais consciente é a falta de autocompaixão. Isso porque, como referem os pesquisadores, nesses casos é muito frequente haver um diálogo interno de autocrítica e a tal tendência para nos sentirmos muito pouco merecedores do amor e do respeito dos outros. Então, nesses casos, eles afirmam que é muito importante trabalhar essa autocompaixão para que possamos aceitar-nos cada vez mais plenamente, algo fundamental para que sejamos capazes de aceitar também verdadeiramente os nossos filhos e para diminuir muito a ansiedade e o estresse que surgem tantas vezes nesses casos.

Estilo desorganizado — em busca de orientação

No caso de pessoas com apego de estilo desorganizado, pode não ser muito recomendável iniciar a prática de mindfulness sem alguém para orientar, pois esses casos são aqueles em que a estrutura psíquica da pessoa é mais frágil.

A prática de mindfulness, especialmente se for mais intensa, pode fazer com que o indivíduo entre em contato com mais coisas do que aquelas com que tem capacidade para lidar: algumas pessoas que fazem retiros de meditação mais intensos têm episódios de desorganização mental. Isso pode acontecer porque o mindfulness nos põe em contato com algumas partes de nós quase desconhecidas, e isso, por si só, pode ser um pouco assustador.

Por outro lado, se houver algum tipo de trauma que não tenha sido bem resolvido, também pode acontecer que uma prática de mindfulness faça com que ele ressurja. A meditação mexe com partes profundas da nossa psique, e isso, por vezes, pode trazer sensações ou memórias ligadas a algum tipo de trauma que tenha ficado recalcado no inconsciente, o que pode ter um efeito muito perturbador. Por isso, essas pessoas precisarão buscar algum tipo de apoio, de preferência profissional, que as ajude a integrar a experiência.

PARTE III

ESTRESSE — O GRANDE INIMIGO DA PARENTALIDADE

A fisiologia do ser humano

O que acontece quando lidamos com desafios

Foi na década de 1950 que se começou a dar mais importância aos efeitos do estresse na saúde, quando Hans Selye escreveu o primeiro livro dedicado ao tema. Esse médico, quando ainda era estudante, observou que o organismo produzia algumas respostas que pareciam muito semelhantes — como o aumento de temperatura — em várias perturbações diferentes.

Selye verificou que, sempre que o organismo é confrontado com uma ameaça, dá origem a uma série de respostas fisiológicas que se destinam a manter o melhor possível sua capacidade de responder de forma adequada à situação. O organismo humano é relativamente resistente, mas, ao mesmo tempo, existem algumas condições mínimas que precisam ser mantidas para que possa funcionar: a temperatura corporal não pode oscilar mais de cinco graus, por exemplo, o ar que se respira também precisa ter uma determinada quantidade de oxigênio, etc. Então, sempre que o organismo é confrontado com algo que possa desestabilizar as condições necessárias à sua sobrevivência, irá esforçar-se ao máximo para mantê-las. Como? Por meio da homeostase.

Selye foi aluno do fisiologista Walter Cannon, que criou esse termo para definir a capacidade do organismo de se autorregular, de modo a garantir as condições essenciais para o seu funcionamento.

Em seus estudos, Selye defendia que o organismo se mobiliza para fazer frente às ameaças, recorrendo àquilo a que chamou de "energia de adaptação", que não era infinita, e, por isso, sempre que o organismo passava algum tempo combatendo ameaças, também precisava passar um tempo em repouso para recarregar as reservas energéticas.

Uma das investigações que o fizeram chegar a essa conclusão foi realizada com ratos, que eram forçados a viver em temperaturas mais baixas do que aquelas a que estavam habituados. Esses ratos, ao fim de algum tempo, mesmo quando eram postos novamente em temperaturas quentes, acabavam morrendo, ainda que lhes fornecessem mais calorias para conseguirem manter a temperatura corporal.

Para Selye, o que acontecia era que, com o esforço suplementar de ter de manter o equilíbrio em condições tão adversas, o organismo acabava por esgotar as suas reservas. Uma prática regular de mindfulness pode ser uma excelente forma de repor as energias perdidas quando se lida com os desafios da vida diária.

A resposta de luta ou fuga: como o corpo se prepara para enfrentar as ameaças

Um aspecto central da resposta ao estresse, tal como foi descrita por Selye, era aquilo que Cannon denominou "resposta de luta ou fuga".

Selye explicava que essa é uma resposta mediada pelo sistema nervoso simpático, que ativa mudanças fisiológicas para preparar o corpo perante as ameaças. Essa resposta tem uma boa parte da responsabilidade nas histórias que ouvimos sobre feitos incríveis, como mães que entram em prédios cobertos de chamas para tirar os filhos do meio de um incêndio. Uma vez ouvi uma entrevista em que um rapaz descrevia como tinha salvado o avô de morrer ou ficar gravemente ferido, esmagado por um carro em que ambos trabalhavam. O rapaz contava que estavam ambos consertando o carro na garagem quando, de repente, o macaco falhou e o veículo caiu em cima do avô. Imediatamente, sem pensar, o rapaz levantou o carro e conseguiu segurá-lo o tempo necessário para que o avô pudesse deslizar para fora.

Na entrevista, o jovem contava também que, algumas horas depois, tinha tentado levantar o carro novamente, e este não tinha se afastado nem sequer um milímetro do chão, e que ficou sem entender como fora capaz disso.

Quando estamos perante uma situação que nos parece ameaçadora, a primeira parte do corpo a reconhecer o perigo e a fazer soar o sinal de alarme é a amígdala, uma estrutura cerebral que faz parte do sistema límbico, a zona do cérebro relacionada com as emoções e os sentimentos. Assim que a amígdala reconhece uma ameaça e faz soar o alarme, é o hipotálamo — uma espécie de mediador entre os pensamentos e as reações fisiológicas — que vai fazer com que o organismo entre no modo de defesa ou ataque. O hipotálamo controla a glândula pituitária e vai fazê-la segregar os hormônios que põem em marcha o processo de reação e que tornam possíveis os comportamentos que nos levam a fazer coisas de que nunca nos julgaríamos capazes.

Podemos dizer que a amígdala é o sistema de alarme do nosso corpo onde ficam guardadas todas as memórias daquilo que achamos potencialmente perigoso. Então, sempre que somos confrontados com algum tipo de situação que a amígdala identifica como perigosa, ela dá o alarme, de forma muito rápida, por vezes até antes de termos consciência do estímulo que o provocou. Por exemplo, se temos medo de cobras e estamos passeando na natureza, num local mal iluminado, e vemos um ramo de árvore que faz lembrar uma cobra, a amígdala pode dar o alarme e fazer surgir uma reação de estresse antes que tenhamos tempo para perceber que é apenas um ramo de árvore. Acredita-se que essa estrutura e esse tipo de mecanismo podem estar na base daquilo a que se chama estresse pós-traumático, em que a pessoa passa por uma situação perigosa que vive com muita intensidade (pode ser apenas uma situação ou algo que acontece repetidamente) e depois acaba por despertar uma resposta de alarme sempre que encontra estímulos parecidos com as memórias que guarda dessa situação. Isso também pode estar relacionado com o que acontece em algumas perturbações de pânico em que a amígdala dispara, sem que muitas vezes a pessoa chegue sequer a ter consciência do que levou a esse disparo.

Sabe-se que no caso de crianças ou pessoas que vivem durante muito tempo em estresse crônico, a amígdala costuma ter um tamanho aumentado, e também se sabe que uma prática regular e constante de mindfulness durante alguns anos está associada a um tamanho reduzido dessa estrutura.

A glândula pituitária, depois do sinal dado pelo hipotálamo, começa rapidamente a segregar o hormônio adrenocorticotrófico (ACTH), uma substância que será transportada até as glândulas suprarrenais, levando-as a segregar glicocorticoides (assim chamados porque aumentam os níveis de glicose no sangue) e hormônios esteroides. São essas glândulas que segregam os hormônios mais importantes nessa resposta: a adrenalina, a noradrenalina e o cortisol. Esses três hormônios têm como finalidade preparar o corpo para lutar ou fugir, aumentando ao máximo as probabilidades de escapar à ameaça.

Desses hormônios, aquele cuja ação é mais importante compreendermos é o cortisol, que, para o prestigiado médico e pesquisador na área do estresse Gabor Maté, "é o hormônio mais central para a resposta de estresse e aquele que os estudos mostram que fica mais desregulado depois do estresse crônico".

O cortisol está sempre presente no organismo e tem funções importantes, mas, quando é desencadeada a resposta de luta ou fuga, as glândulas suprarrenais começam a produzi-lo em maior quantidade. Uma das funções do cortisol é a regulação do funcionamento do sistema imunitário, e o aumento de cortisol na corrente sanguínea tem o efeito de inibir temporariamente a sua atividade e de suprimir a resposta febril.

Podemos perceber a utilidade desse mecanismo se pensarmos no exemplo de alguém que está deitado, em casa, com febre causada pelo vírus da gripe. A febre é uma resposta do sistema imunitário que aumenta a produção de glóbulos brancos para eliminar vírus ou bactérias que foram reconhecidos como potencial ameaça. De repente, essa pessoa percebe que há um incêndio dentro de casa e que este irá rapidamente se alastrar ao quarto onde se encontra. Então, nesse momento, o organismo precisa decidir rapidamente o que é mais importante: continuar deitado a combater a gripe, com febre e sem forças, ou fugir do incêndio que poderá matá-lo? Para que a pessoa possa ter forças para fugir daquela ameaça mais urgente, a resposta febril é temporariamente suprimida. Lipton explica que o sistema imunitário é o que mais energia consome no nosso organismo, e é por isso que quando temos febre — o que significa que o sistema imunitário está trabalhando a todo o vapor — ficamos completamente prostrados, porque o organismo está canalizando toda a sua energia para lidar com aquela ameaça. Para que essa energia possa ser canalizada para outras funções, esse sistema é dos primeiros a sofrer com o estresse, sendo parcialmente desativado pelo cortisol durante o tempo em que a resposta de luta ou fuga estiver ativa.

O cortisol também tem o papel de transformar em açúcar as reservas energéticas do organismo, de modo que ele tenha energia para reagir. As alterações nos níveis desse hormônio podem contribuir para um aumento do apetite e da ingestão calórica, fazendo com que a gordura ingerida se acumule, principalmente na zona do abdômen, do tronco e da face, onde poderá mais facilmente ser convertida em energia quando ela for necessária.

O cortisol também tem uma influência importante nos ciclos de sono e vigília. Se tudo correr com naturalidade, os níveis de cortisol vão aumentando à medida que se aproxima a hora de acordar e atingem seu máximo de manhã, quando despertamos. A tendência natural é para que os níveis de cortisol sejam mais elevados de manhã e diminuam, gradualmente, ao longo do dia. Os níveis mínimos de cortisol registram-se, portanto, normalmente à noite, nos momentos de sono mais profundo.

As alterações nesse ritmo de produção de cortisol indicam-nos que existe algum tipo de tensão que a pessoa não está conseguindo resolver. Uma função importante do cortisol durante a reposta de luta ou fuga é ajudar o sangue a coagular mais depressa, o que, em caso de ferimentos, pode ser uma preciosa ajuda à sobrevivência, visto que diminui o tempo de sangramento.

O cortisol também tem sido relacionado com o sentimento de desesperança aprendida, já referido, e com sentimentos de incapacidade e desespero. Nas depressões verifica-se que os níveis de cortisol estão tipicamente aumentados.

Sabe-se que, nos casos de negligência ou maus-tratos que provocam um estresse intenso na infância, o cortisol pode ser também um dos responsáveis pelo mau desenvolvimento do hipocampo e por problemas de memória. Acredita-se igualmente que um excesso constante de cortisol na corrente sanguínea pode estar relacionado com um mau desenvolvimento do córtex pré-frontal, uma região do cérebro que só começa a se formar verdadeiramente a partir dos 5-6 anos de idade e cuja maturação só é concluída por volta dos 25 anos, nos casos em que o meio ambiente o permite. Se a criança ou o jovem forem expostos a muito estresse e se o ambiente não for o ideal para o seu desenvolvimento, essa zona cerebral poderá nunca chegar a se desenvolver completamente, o que significa que teremos um adulto com um cérebro muito imaturo. Essa estrutura cerebral é essencial para um pensamento mais complexo e racional, para a integração do pensamento com a emoção, permitindo-nos também ter um verdadeiro autocontrole. Se essa estrutura não estiver bem desenvolvida, ou quando é sujeita a ferimentos ou lesões, como foi o famoso caso de Phineas Gage, descrito por António Damásio no livro *O Erro de Descartes*, ficamos com um comportamento impulsivo, dominado pelas emoções do momento e com muita dificuldade para gerir as emoções e direcionar a atenção.

Essa resposta de luta ou fuga é um mecanismo bastante eficiente para lidar com ameaças físicas. O problema é que também é desencadeada por aquilo que consideramos ameaças à nossa integridade psicológica, como a sensação de nos sentirmos rejeitados ou abandonados, por exemplo. Mas, se as ameaças à nossa integridade física, na maior parte das vezes, passam com relativa rapidez, o problema acontece quando outro tipo de ameaça passa a estar muito presente, tornando essa resposta de estresse uma condição crônica da qual poderá advir todo tipo de problema, já que o organismo não está preparado para funcionar sempre nesse modo de alerta.

A teoria polivagal: a necessidade de estabelecer ligações

Até meados da década de 1990, acreditava-se que a resposta de luta ou fuga era o único recurso do organismo para lidar com as ameaças.

De acordo com essa visão, o sistema nervoso autônomo era dividido em duas partes: o sistema nervoso simpático, que desencadeava e controlava a resposta de luta ou fuga, e o sistema nervoso parassimpático, responsável pelo restabelecimento do equilíbrio. Esses dois ramos do SNA eram encarados como tendo uma ação recíproca, em que um anulava o outro: o sistema simpático ativava a resposta de luta ou fuga por meio do eixo HPA (Hipotálamo — Pituitária — Adrenal) e era o responsável pelo controle de todos os estados de alerta; o parassimpático só podia entrar em funcionamento desativando o simpático e era o responsável por todos os estados de relaxamento e de descanso.

Stephen Porges, psiquiatra e pesquisador norte-americano, com o seu trabalho da teoria polivagal, demonstrou que essa visão dualista do sistema nervoso estava incompleta e que a resposta de luta ou fuga não contava a história toda da nossa capacidade de lidar com o perigo.

Em suas investigações, Porges descobriu que um dos nervos vagos (conjunto de nervos que parte do crânio e se estende até as vísceras, regulando várias funções corporais) não preenchia todos os critérios para que se pudesse afirmar que fazia parte do sistema parassimpático, como antes se julgara. Esse nervo vago controlava os músculos do rosto, do pescoço e da garganta, enquanto os outros eram responsáveis pelas funções dos órgãos localizados na cavidade abdominal, abaixo do diafragma.

Com base nessas observações, Porges concluiu que o ramo parassimpático do sistema nervoso poderia ser dividido em duas partes: uma parte em que um nervo vago — o vago dorsal — controlava todas as funções dos órgãos abaixo do diafragma, até onde se estendia, e outra parte em que um nervo vago — o vago frontal — controlava apenas os órgãos acima do diafragma.

O autor descobriu ainda que o nervo vago que controlava os músculos do rosto, pescoço e garganta — o que estava acima do diafragma, portanto —, diferentemente do que controlava as vísceras, era um nervo mielinizado. A mielina é uma camada que reveste algumas fibras nervosas no corpo e que permite conduzir mais rapidamente os impulsos nervosos, o que significa que as torna mais eficientes no transporte de informação. Para Porges isso significava que esse nervo vago era mais eficiente e que, por isso, deveria ser uma adaptação mais recente, ou seja, algo que foi sendo selecionado para nos dar alguma vantagem do ponto de vista da sobrevivência.

Então, em sua opinião, esse nervo vago, devido às suas funções de controle dos músculos da face, da garganta e dos ouvidos, teria evoluído para permitir aos seres humanos uma comunicação mais eficaz, de modo que mais facilmente pudessem estabelecer laços entre si, já que estes são essenciais para a sobrevivência.

Como afirma Jonathan Haidt, investigador da área da Psicologia Moral, o ser humano é parte macaco e parte abelha: temos um passado filogenético comum com os macacos, mas vivemos em sociedades em que tudo funciona com base na interdependência, tal como as abelhas. Seria impossível viver o tipo de vida que vivemos hoje sem essa interdependência, mesmo que, muitas vezes, não nos apercebamos dela. Basta pensar que precisamos de alguém que cultive e colha a nossa comida por nós, de alguém que a traga até a cidade a um local onde possamos ir buscá-la, precisamos de alguém que faça chegar água e luz às nossas casas, precisamos de quem as construa, etc. Para o autor citado, a seleção natural foi favorecendo essa propensão para funcionar em conjunto, uma vez que os seres humanos que estivessem bem inseridos num grupo tinham muito mais probabilidades de sobreviver, ao mesmo tempo que o próprio grupo também aumentava as suas possibilidades de sobrevivência. Essa é uma das razões pelas quais nos importamos tanto com o que pensam de nós, porque queremos sentir-nos parte do grupo e saber que os outros gostam de nós e nos querem nele. E essa é, simultaneamente, uma das fontes da nossa fraqueza e da nossa força. Da nossa fraqueza, porque é provavelmente aqui que também se encontra uma das razões para o fato de nem sempre sermos capazes de aceitar aqueles que são diferentes de nós — porque a seleção natural nos programou para defendermos e protegermos principalmente aqueles que consideramos serem do nosso grupo. Se bem que, na verdade, quanto mais capazes formos de encontrar pontos em comum com as outras pessoas, mais fácil será sentirmos empatia por elas, e essa é uma das formas por meio das quais o mindfulness pode nos ajudar. Aumenta a capacidade de sentirmos empatia porque nos ajuda a abandonar os estereótipos e a perceber mais facilmente aquilo que temos em comum com os outros, mesmo que pareçam tão distantes de nós.

Por outro lado, viver em grupo é uma das nossas maiores riquezas, porque é com base nessa capacidade de colaboração que as pessoas, apesar de tantas vezes nos parecer o contrário, têm uma grande tendência para cuidar umas das outras. Algumas pesquisas citadas por Haidt mostram que o ser humano tem um sentido de justiça que parece inato — que pode ser encontrado até em bebés pequenos —, com tendência para premiar e valorizar os comportamentos de colaboração.

Em algumas pesquisas com bebés de seis meses, usaram-se bonecos para mostrar uma cena em que uma personagem tentava empurrar um objeto por uma superfície inclinada, como se fosse uma colina ou montanha. Havia mais duas personagens, uma que ajudava esse boneco a subir e a transportar o objeto e outra que o atrapalhava e tentava impedi-lo de subir. No final dessa exibição, os pesquisadores pegavam os três bonecos que tinham representado a cena e colocavam-nos lado a lado num tabuleiro que mostravam aos bebés. Na esmagadora maioria dos casos, os bebés escolhiam brincar com o boneco ajudante e ignoravam o perturbador.

Então, segundo Porges, esse novo circuito serviria para facilitar a interdependência e nasceria com base na necessidade de nos comunicarmos uns com os outros e de estabelecermos algum tipo de ponte entre as pessoas com quem vivemos e nos relacionamos.

Neurocepção: avaliar o que está dentro de nós e à nossa volta

Um dos conceitos importantes da teoria polivagal é aquilo a que Porges chamou *Neuroception* — que podemos traduzir como neurocepção. Refere-se à capacidade e necessidade de estarmos constantemente avaliando as informações que vão sendo dadas pelo organismo sobre tudo o que se passa à nossa volta, mas também sobre o que se passa dentro de nós, para podermos decidir se estamos ou não em segurança.

Por exemplo, sentimo-nos universalmente mais seguros se estivermos numa posição que nos permita ter uma visão de todo o espaço do que se nos sentarmos de costas para o centro de uma sala, onde não conseguimos ver nada do que se passa atrás de nós, explica Porges.

Desde que nascemos nos habituamos a avaliar a expressão do rosto de quem fala conosco, o tom de voz, o ritmo do discurso e todos os outros sinais não verbais que, por meio da neurocepção, vamos constantemente lendo e analisando. De acordo com esses sinais, podemos sentir-nos mais ou menos seguros na presença de outras pessoas. Todos esses sinais são enviados por meio desse nervo vago frontal, o tal que é mielinizado e que controla o circuito social e comanda os músculos do rosto, da garganta e do pescoço, fazendo-nos assim também comunicar aos outros o nosso estado interno.

Porges dá o exemplo de quando estamos falando com alguém e ficamos com os olhos bem abertos, com as sobrancelhas ligeiramente elevadas, olhando claramente para a outra pessoa. Quando abrimos assim os olhos, os músculos do ouvido médio contraem-se, o que faz com que, mesmo com ruído de fundo à nossa volta, seja mais fácil extrairmos a voz humana do meio desse ruído. Esses pequenos gestos dão-se inconscientemente e são avaliados também de forma inconsciente pelo nosso interlocutor, transmitindo-lhe que estamos interessados e prestando atenção no que está dizendo.

Os músculos do rosto estão ligados ao coração e, por isso, quando estamos verdadeiramente ouvindo a outra pessoa ou quando nos sentimos ouvidos, é ativado aquilo que o autor chama de freio vagal, que faz com que o ritmo dos batimentos cardíacos diminua, reduzindo a ativação do sistema simpático e fazendo com que nos sintamos mais calmos. Essa é provavelmente uma das razões pelas quais a nossa presença verdadeira e genuína pode ter um efeito tão transformador nos nossos filhos: porque permite que se sintam seguros, calmos, e faz com que ativem o seu sistema social. Assim, criamos um ciclo que, nesse caso, é positivo, porque, se os nossos filhos estiverem mais tranquilos e com o seu circuito social ativado, isso também tem um efeito em nós e torna-se muito mais fácil estarmos juntos e nos comunicarmos de verdade.

Mas a neurocepção também se refere à capacidade de avaliar o que acontece dentro de nós. O cérebro, por meio do sistema parassimpático e dos nervos vagos, vai recebendo mensagens sobre o que se passa no estômago, nos intestinos, nos pulmões etc. Se tudo correr bem, essas mensagens podem ser ignoradas, mas, quando surge algum problema, pode haver um sinal de dor ou desconforto que faz com que o cérebro já não possa ignorar o que está ocorrendo.

O intestino tem sido alvo de muita investigação nos últimos anos. Há até quem o chame de segundo cérebro, porque parece que esse órgão tem muitos receptores e uma quantidade tão grande de neuropeptídeos (substâncias que transmitem informação e que são liberadas em função das emoções e sensações) como aquela que se encontra no sistema límbico. O nervo vago serve para fazer a ponte entre essas informações, esses órgãos e o cérebro, mas também com o exterior. Esse nervo está constantemente recolhendo informações de tudo isso e transmitindo-as ao cérebro, para que este possa juntar toda a informação e decidir se estamos em segurança ou não.

Se estamos com dor de barriga por causa de algo que comemos, é muito mais difícil prestar atenção ao que os outros nos dizem, porque o corpo está constantemente nos enviando mensagens que indicam que não estamos seguros. Essas mensagens também podem vir de fora: se estivermos falando com alguém que está com dor de barriga, sem que o saibamos, inconscientemente, acabamos interpretando os sinais que essa pessoa nos dá como uma indicação de que não estaremos totalmente seguros na sua presença.

Uma das premissas da teoria polivagal é a de que tudo isso acontece de forma involuntária. Não somos nós que decidimos qual é o sistema que deve ser ativado. É o organismo, que, automaticamente — de acordo com cada situação e com as leituras que faz —, decide qual mecanismo deve ser ativado. Se não nos apercebemos disso, podemos ficar mais atentos ao que se passa dentro de nós e começar a ser cada vez mais capazes de ter consciência dos nossos estados. É aqui que entra o conceito de mindfulness.

Um dos benefícios do mindfulness é o fato de nos tornar mais conscientes do corpo. Faz com que estejamos mais atentos aos sinais que surgem sempre que começamos a entrar em estado de alerta. Com maior consciência dos nossos estados internos, também podemos perceber que, se estamos em alerta, com todo o sistema simpático ativado e a desencadear uma resposta de luta ou fuga, será muito mais difícil nos comunicarmos com os nossos filhos sem que, por sua vez, também eles se sintam inseguros e ativem suas defesas. Quando isso acontece, gera-se um ciclo em que cada um está mais preocupado em se defender do que em ouvir verdadeiramente aquilo que o outro tem para dizer.

O mindfulness pode nos ajudar, primeiro, a ter consciência de que estamos nesse estado de alerta e, segundo, a interromper esse estado. Por exemplo, se percebemos que estamos começando a criar uma tensão em relação a algo que o nosso filho fez — se formos capazes de tomar consciência logo dos primeiros sinais de que o corpo está ficando tenso e reagindo à situação —, o mindfulness permite que nos afastemos um pouco daquilo que estamos sentindo, e esse afastamento pode ser suficiente para nos dar margem para respirar e perceber que não precisamos reagir daquela forma. Essa tomada de consciência dá-nos uns segundos preciosos para que, em vez de reagir automaticamente e de forma negativa, possamos olhar para aquilo que se passa dentro de nós, respirar fundo e responder da melhor forma, em vez de nos limitarmos a ceder aos impulsos que surgem graças a esses estados de ativação fisiológica que foram explicados anteriormente.

> Mariana é uma mãe que conheci num dos cursos que dei. Numa das sessões do curso, ela referiu que tinha começado a perceber que, sempre que o seu filho de 2 anos desatava a correr para fugir dela na rua ou tinha um comportamento um pouco mais descontrolado, mas perfeitamente natural para uma criança dessa idade, a ansiedade tomava conta e ela ficava com a sensação de que todos a estavam observando e pensando que não era capaz de controlar o filho. Seu coração começava a bater mais depressa e sua tendência era pegar o rapazinho e lhe dar uma bronca, na tentativa de eliminar, rapidamente, esse comportamento. Quando percebeu que era o medo do julgamento alheio e a sensação de que não era capaz de controlar o filho que a faziam agir assim, ao tomar consciência do que sentia nesses momentos, passou a ser capaz de respirar fundo e de ter uma atitude mais condizente com a mãe que gostaria de ser.

Essa ideia de que tudo acontece de forma automática e involuntária é essencial para a redescoberta do nosso amor-próprio e de uma atitude de compaixão por nós mesmos, porque percebemos que de fato não temos culpa de ficar em alerta cada vez que a nossa filha pega o celular no meio de uma conversa, por exemplo, ou cada vez que o nosso filho de 2 anos levanta a mão para nos bater quando se zanga.

No entanto, o fato de não termos culpa pelo surgimento desse estado de alerta não significa que não tenhamos escolha sobre a forma como queremos responder a ele. É isso que o mindfulness nos ajuda a perceber:

que, pelo fato de uma série de reações automáticas se desencadear no organismo, com todas as sensações, emoções e pensamentos que estão associados a elas, não temos de reagir imediatamente da mesma maneira que sempre reagimos.

O mindfulness permite-nos recuar um pouco, como se nos afastássemos da nossa experiência o suficiente para podermos observar tudo o que está se passando e perceber que temos escolha para responder à situação. Essa escolha começa precisamente no momento em que conseguimos tomar consciência daquilo que se passa dentro de nós. Esse é o primeiro passo para podermos responder verdadeiramente, em vez de nos limitarmos a reagir de forma automática.

Na verdade, sem essa tomada de consciência, nem adianta muito estudar as melhores técnicas para lidar com os nossos filhos e aprender as melhores estratégias para aplicar na hora H, porque, quando essa hora chega, se não formos capazes de tomar consciência daquilo que está se passando, serão sempre os nossos impulsos e instintos de proteção mais básicos que irão controlar a situação, por mais vontade que tenhamos de fazer diferente.

Então não vale a pena sentir culpa quando isso acontece e começar a gritar com os filhos logo de manhã porque eles não entram no carro para ir para a escola. Mas vale a pena olhar para dentro e perceber que essa reação vem provavelmente do fato de nos sentirmos ignorados quando lhes pedimos vinte vezes que se apressem, ou do fato de sentirmos que não se importam conosco quando lhes repetimos que temos uma reunião importante e não podemos chegar tarde ao trabalho. Adianta também perceber que, provavelmente, o que faz com que nossos filhos não nos ouçam ou não nos deem atenção como gostaríamos nessa mesma situação é o fato de o seu circuito social não estar sendo ativado. Isso porque eles próprios têm a sua neurocepção, que lhes permite ler os nossos sinais de alerta, e por isso ficam igualmente agitados, ou então, quem sabe, porque a ida para a escola pode ser algo que já os deixe naturalmente mais tensos.

O mindfulness pode ajudar-nos a dar o primeiro passo para quebrar esse ciclo de estresse ao tomarmos consciência do que estamos sentindo e do tipo de resposta que estamos desencadeando. Depois disso, então, podemos respirar fundo e procurar estratégias (que veremos mais adiante) mais eficazes para lidar com a situação, mas a verdade é que, sem esse primeiro passo, sem essa tomada de consciência, nenhuma dessas estratégias tem grande probabilidade de dar resultado. Porges frisa que a ativação de cada um desses três circuitos — o social, o simpático e o parassimpático —, além de ser involuntária, segue uma hierarquia bem definida: quando somos confrontados com algum tipo de ameaça, nosso primeiro recurso é sempre o sistema mais recente — o circuito social. Mas, se percebermos que este não irá funcionar para nos manter protegidos, ativamos então o simpático — ou simpático-adrenal, como se pode chamar, uma vez que está associado à resposta das glândulas adrenais —, que irá desencadear a resposta de luta ou fuga. Caso essa resposta ainda não seja suficiente para lidar com a ameaça, em casos mais extremos podemos então recorrer ao sistema mais primitivo, ativado pelo velho vago e pela parte do parassimpático que lhe corresponde, que tem como única defesa a tentativa de congelamento, ou imobilização, descrita mais à frente. É importante salientar que os três sistemas têm funções bem definidas e que se encontram em funcionamento, simultaneamente, no nosso dia a dia, já que não têm apenas a função de lidar com as ameaças, desempenhando um papel bem definido em todo o equilíbrio metabólico do organismo.

Tudo começa na infância

**Como o nosso organismo escolhe o sistema mais
adequado para ativar em cada situação**

Durante os primeiros anos da nossa vida, criamos uma espécie de padrão neuronal que nos leva a ter tendência para ativar determinados circuitos. Se, com frequência, o circuito social funcionava para nos fazer sentir seguros, ou seja, se os nossos pais estavam sintonizados com as nossas necessidades a maior parte do tempo e a comunicação funcionava bem na família, então é mais provável que esse continue a ser o nosso recurso principal.

Se, pelo contrário, esse circuito não funcionava bem e sentimos muitas vezes que precisávamos ativar o circuito simpático para nos defendermos, ficando em estado de alerta, então é mais provável que seja esse que se ativa em primeiro lugar sempre que somos confrontados com uma ameaça.

Durante o primeiro ano de vida da criança, o circuito social ainda está muito pouco desenvolvido. A mielinização do nervo vago frontal vai se desenvolvendo durante esse primeiro ano, e, para que essa mielinização aconteça de forma eficaz e para que esse nervo se desenvolva bem, é importante que os pais ativem esse circuito social nessa fase. Como? Permitindo que a criança interaja com eles num ambiente que lhe transmita segurança.

As crianças pequenas precisam ainda de muito contato físico e de muita presença dos pais para se sentirem seguras. É importante que possamos garantir essa presença e esse contato, e que sejamos capazes de interagir com elas nesse contexto. Quando uma mãe ou um pai põe o filho no colo e fala com ele de modo suave e agradável, está estimulando o seu circuito social. Quando tem atenção aos seus sinais, também está fortalecendo as ligações desse circuito.

Sabemos que as crianças e os adultos com apego seguro têm geralmente um melhor tônus vagal, o que significa que são mais capazes de ativar o freio vagal, que lhes permite restabelecer um estado de equilíbrio fisiológico mesmo em situações de desafio. Ainda não se sabe exatamente de que forma isso acontece, mas é certo que é um aspecto essencial da resiliência — a capacidade de enfrentar os desafios mantendo um estado de equilíbrio interno.

Muitas vezes, temos tendência a pensar que o choro é a única linguagem do bebê, mas isso não é verdade. Um bebê que está com fome, por exemplo, dá alguns sinais antes de começar a chorar, e uma mãe que está atenta e sintonizada com o seu filho sabe ler esses sinais. Quando o bebê começa a chorar, significa que já ativou o circuito simpático: o sistema social não foi eficaz para lidar com a situação, porque ninguém soube ler os seus sinais. Então esse bebê aprende que as coisas só se resolvem quando fica em estado de alerta.

A evolução normal de um bebê que vê as suas necessidades atendidas prontamente é a diminuição dos períodos de choro, à medida que vai crescendo. Isso acontece porque ele vai sendo cada vez mais capaz de comunicar as suas necessidades e os pais também vão se tornando cada vez melhores ao lerem-nas. Mas se o bebê tem de chorar repetidamente para conseguir ser atendido, então não é o seu circuito social que está sendo desenvolvido e estimulado, mas o sistema simpático, o que irá fazer com que ele se torne uma criança com mais tendência para estados de alerta, e, com o tempo, isso acaba fazendo com que seja esse o seu principal recurso para lidar com as situações.

Isso também é importante para a humanização do parto. O parto é um momento importante e com muito impacto na vida do bebê e da mãe, e os momentos mais intensos são também aqueles que podem deixar marcas mais profundas. Quando nasce, um bebê precisa sentir o contato com o corpo da mãe, com o seu cheiro, precisa estar no seu peito, onde pode ouvir novamente o coração, um som parecido com o que ouvia no útero, para ir se adaptando gradualmente a um meio ambiente totalmente novo e desconhecido. Quando isso não acontece, quando o bebê é manipulado por estranhos e não pode ficar em contato com a mãe, o seu sistema simpático é imediatamente ativado e pode demorar algum tempo até que consiga sair desse estado de alerta, o que influenciará o seu comportamento e, por sua vez, a forma como os pais lidam com ele.

Quando o sistema simpático é repetidamente ativado, o que se verifica é que passam a existir níveis de cortisol elevados de forma quase permanente na corrente sanguínea, e isso poderá gerar uma incapacidade de desligar a resposta de luta ou fuga. Quando o organismo é permanentemente inundado de cortisol, o hipotálamo acaba perdendo a sensibilidade que lhe permite dizer que já se liberou cortisol suficiente e que dá a ordem para desligar a resposta de luta ou fuga. Com estados de alerta constantes, essa resposta fica ligada de forma quase permanente, o que poderá ter consequências graves no nível da saúde física, principalmente na idade adulta — como o aumento da pressão arterial e problemas cardiovasculares —, mas também na saúde psicológica, visto que a pessoa fica muito mais suscetível a todo tipo de desordens de ansiedade e estados de depressão.

Como exemplo da maneira como esse mecanismo afeta as nossas interações diárias, podemos imaginar uma situação em que estamos dizendo algo importante ao nosso filho adolescente e ele desvia o olhar para mexer no celular que acabou de apitar com uma mensagem de texto. É natural que uma parte de nós se sinta, pelo menos, ligeiramente ignorada quando percebemos que ele desviou a sua atenção de nós e daquilo que lhe dizíamos. Mas a nossa experiência prévia e o tipo de circuito que estamos habituados a ativar podem fazer toda a diferença na maneira como lidamos com a situação.

Se estamos habituados a usar com sucesso o nosso circuito social, é mais provável que sintamos esse desconforto mas que sejamos capazes de, com alguma tranquilidade, nos dirigir ao nosso filho perguntando se é urgente que ele leia ou responda àquela mensagem, e de lhe dizer que gostaríamos muito que ele não mexesse no celular e que prestasse atenção à conversa. Nesse caso, seria mais provável que ele próprio também continuasse com o seu circuito social ativo, porque não teria razão para se sentir ameaçado, e que fosse capaz de largar o celular para voltar a falar conosco, pelo menos se a mensagem não fosse muito importante ou urgente.

No entanto, se a nossa experiência nos levou a não usar o circuito social como o primeiro meio de resposta, então a tendência será de que ativemos o sistema simpático, com sua resposta de luta ou fuga, sem sequer termos consciência disso. Isso quer dizer que geramos uma série de sinais de tensão no corpo, como o coração batendo ligeiramente mais rápido, uma ligeira elevação da pressão arterial — exemplificada com a frase *o sangue me subiu à cabeça* —, um aperto no estômago ou nó na garganta, por exemplo. Esses sinais irão fazer com que a nossa comunicação não verbal — que inclui expressão facial, postura corporal, tom de voz e o próprio ritmo do discurso — se altere, o que, por sua vez, fará com que o nosso filho, por meio da sua própria neurocepção, acabe percebendo essas alterações (mesmo que elas não tenham sido conscientes e que até estejamos fazendo um esforço para nos manter calmos) e mude a sua atitude, ativando igualmente o seu sistema simpático e a sua resposta de luta ou fuga.

Por outro lado, isso irá fazer com que nós, ao lermos esses sinais que o corpo nos dá e que, ao mesmo tempo, também vêm do nosso filho, fiquemos ainda mais convencidos da tal sensação de ameaça iminente. Não é difícil prever que essa conversa não correrá bem quando lhe pedirmos que deixe o celular porque estamos falando com ele, e ele nos responder que está prestando atenção, que por mexer no celular não quer dizer que não esteja ouvindo, porque não ouve com os olhos, e assim por diante, num tom de voz cada vez mais elevado e irritado.

A experiência da cara neutra: a importância da comunicação na ativação dos nossos circuitos

Um autor que ajudou a compreender a importância de estarmos disponíveis para nos comunicar com os nossos filhos e o impacto que isso pode ter na ativação dos seus circuitos de defesa foi Edward Tronick.

Esse pesquisador desenvolveu um importante trabalho nessa área, nos anos 1970, estudando a forma como mães e filhos se comunicam por meio de uma experiência que já foi aplicada a milhares de crianças pelo mundo afora, desde os 4 meses até os 3 anos de idade, com resultados muito semelhantes, seguindo um padrão bem definido.

Essa é uma experiência simples, que consiste em colocar o bebê ou criança em uma cadeira alta — daquelas que tipicamente se usam para dar comida aos bebês —, que lhe permita ficar cara a cara com a mãe. Durante os primeiros minutos, pede-se à mãe que interaja com o bebê normalmente. Ao fim de algum tempo, porém, é suposto que ela pare e fique apenas olhando para ele, com uma expressão o mais neutra possível, independentemente daquilo que o bebê possa fazer. O que acontece a seguir é observado em todos os bebês e crianças: nos primeiros instantes eles tentam chamar a atenção da mãe com os recursos que normalmente usam — mexendo os braços e pernas, balbuciando ou falando, chamando, se já forem capazes de fazê-lo, esperando que ela responda aos seus sinais.

Esses recursos fazem parte do arsenal do nosso circuito social, e podemos ver que mesmo os bebês mais novos já têm estratégias bem definidas para chamar a atenção das mães: primeiro balbuciar de forma mais ou menos tranquila, depois um pouco mais alto, usar expressões faciais e gestos que eles sabem que costumam ter resposta. No entanto, quando os bebês ou crianças veem que essas estratégias não estão dando resultado, o seu sistema simpático é ativado, porque começam a se sentir ameaçados com essa perda de ligação com a mãe. Então, ao fim de pouco tempo, vemos que começam a apresentar sinais de uma agitação bem notória e crescente, e chega rapidamente o choro e um estado de descontrole em que o bebê já nem parece estar querendo chamar a atenção da mãe, mas apenas manifestar a aflição que a falta de resposta lhe provoca.

Essa experiência dura apenas três minutos, mas são suficientes para que os bebês e crianças fiquem visivelmente perturbados por essa interação, que, para eles, não é nada natural.

Nunca é demais lembrar que o choro já é um sinal de que o bebê está desregulado, e não é a sua forma de comunicação primária, como tantas vezes se diz: o choro é tanto o modo principal de um bebê se comunicar como são os gritos num adulto, ou seja, só acontece quando a sensação de ameaça já se instalou e a resposta de luta ou fuga está plenamente ativa.

Um aspecto também impressionante nessa experiência é o tempo necessário para os bebês conseguirem se recompor, depois desses três minutos que vivem intensamente: quando esse período chega ao fim, pede-se às mães que voltem a interagir normalmente com os bebês, mas o que se verifica é que eles ainda demoram algum tempo até serem capazes de voltar a interagir com a mesma espontaneidade que tinham no início da experiência. Durante os primeiros instantes, mesmo depois de pararem de chorar, os bebês voltam o rosto para o lado quando a mãe os chama, e só passado algum tempo são capazes de se reorganizar e de ficar totalmente disponíveis para interagir com ela. Isso demonstra que a ativação do sistema simpático provocou uma certa desregulação no bebê, e por isso ele precisará de tempo até conseguir restabelecer um equilíbrio fisiológico que lhe permita voltar a sentir-se seguro, para então reativar o seu circuito social e interagir novamente com naturalidade e tranquilidade.

Claro que, se esse tipo de interação acontecer apenas uma ou outra vez, isso não terá grandes consequências para o desenvolvimento do bebê, mas, se for um padrão normal, o seu sistema simpático passará a ficar muito mais ativo do que os outros dois. E, como já vimos, quando se criam redes neuronais que são mais frequentemente ativadas, serão essas redes que passarão a estar mais facilmente e mais frequentemente ativas. Isso significa que, em todas as interações futuras, ao mínimo sinal de ameaça, haverá mais tendência para se ativar o sistema simpático do que o social ou o parassimpático.

Podemos verificar algumas semelhanças com aquilo que Bowlby observou nas crianças que ficavam hospitalizadas sem a presença dos pais: primeiro choravam, gritavam e exigiam a presença dos pais de todas as formas que podiam; ao fim de algum tempo, paravam de fazê-lo e, se isso durava muito tempo, depois de alguns dias, mesmo quando os pais as visitavam, pareciam já não estar disponíveis para estabelecer uma relação com eles. Quando finalmente essas crianças cediam e se mostravam contentes com a presença dos pais, ao mesmo tempo pareciam estar muito mais agarradas a eles e mais atentas a qualquer sinal que pudesse indicar que iriam desaparecer novamente.

Isso também acontecia com os macacos de Harlow, que, em algumas experiências que Bowlby descreve, eram separados de suas mães durante uma, duas ou três semanas. Nesse caso, o que os pesquisadores faziam era retirar as mães das jaulas onde os macaquinhos se encontravam, mantendo as crias no seu ambiente natural com todos os outros membros do grupo, mas sem a presença da mãe. Essas crias começavam a protestar violentamente e, aos poucos, iam parecendo mais calmas. Quando a mãe voltava, o seu comportamento oscilava entre a indiferença e parecerem muito mais necessitadas da sua presença e do contato físico, e quanto maior fosse o tempo de separação, mais provável era que mostrassem um comportamento indiferente quando voltavam a reunir-se com as mães.

Nessas investigações com macacos, verificou-se também que, depois de voltarem a reunir as crias com as mães, aquelas continuavam a apresentar um comportamento mais receoso, menos exploratório. Esses macaquinhos, quando eram confrontados com algo que não conheciam, mostravam-se muito menos curiosos, mais cautelosos e mais assustados do que os companheiros da mesma idade que nunca tinham sido separados da mãe. Isso acontecia mesmo depois de algum tempo, quando, aparentemente, já estava tudo normal e o macaquinho parecia recuperado da ausência materna.

À luz da teoria polivagal, podemos pensar que a separação da mãe fazia com que os macaquinhos passassem a ativar mais o sistema simpático, que, assim, acabava se tornando o seu principal recurso sempre que eram confrontados com algum desafio. Os pesquisadores observaram, nesses casos, que a única coisa que parecia fazer com que os macaquinhos não se mostrassem tão receosos era o comportamento materno depois da reunião: se as mães aceitassem as alterações de comportamento dos filhotes, que geralmente ficavam muito mais agarrados a elas, como se tivessem regredido, estes não se mostravam tão receosos como os macaquinhos cujas mães rejeitavam as alterações de comportamento. Provavelmente porque, nas situações em que as mães aceitavam essas alterações, o sistema social dos filhotes era estimulado e reativado, permitindo que a ativação simpática diminuísse mais facilmente.

Outro aspecto importante das investigações de Tronick passa pela observação minuciosa da forma como os bebês e as mães se comunicam.

Esse autor filmou pares de mães e bebês comunicando-se livremente e depois viu essas interações em câmera lenta, a fim de poder captar todas as sutilezas. Com base no que estudou, Tronick pôde dividir as interações entre as mães e os bebês em vários passos que lhe permitiram definir um rumo e um ritmo que se estabelecia claramente entre ambos. O autor observou que as mães dos bebês que eram classificados como tendo um apego seguro não estavam em sintonia com eles apenas cerca de 20% a 30% das vezes, quando ambos se comunicavam. A grande diferença era que, na esmagadora maioria dos casos — em cerca de 80% desses pares com apego seguro —, essas falhas na comunicação eram corrigidas imediatamente no passo seguinte da interação.

Esse autor chama de falhas de comunicação situações simples, que, sem a ajuda das filmagens em câmera lenta, provavelmente passariam despercebidas, em que a mãe e o bebê não estão completamente em sincronia. É o caso, por exemplo, de quando o bebê desvia o olhar, mostrando que está cansado da interação, e a mãe insiste em continuar a brincadeira, até perceber que ele não quer mais brincar; ou, então, quando o bebê demonstra que está interessado num objeto que quer agarrar e a mãe pensa que ele está continuando a brincadeira.

Uma falha na comunicação, nesse caso, significa que a mãe não percebe logo que o bebê prefere brincar com o objeto e tenta manter a mesma comunicação com ele. Num caso de apego seguro, a mãe perceberia mais rapidamente a vontade do bebê, corrigindo de imediato o estresse provocado por essa falha.

Tronick defende que essas falhas comunicacionais temporárias são importantes para a regulação do sistema de estresse do bebê. É por meio delas que ele experimenta uma ativação do seu sistema simpático, que assim vai sendo como que treinado para ganhar alguma resistência e capacidade para lidar com os desafios. Nessas situações, é provável que exista também um treino do freio vagal, que, tal como um músculo, precisa ser treinado para que tenha um bom tônus e possa ser eficazmente usado no dia a dia. Então é verdade que o bebê pode se beneficiar do contato com algum tipo de desafio, e também é verdade que as boas mães não precisam estar em sintonia com os bebês durante 100% do seu tempo. O que é importante retermos dessa teoria é que, primeiro, esse tipo de estresse tem de ser adequado à idade do bebê, e, depois, uma simples falha temporária na comunicação já provoca estresse suficiente em bebês pequenos. Por fim, é essencial que a mãe seja capaz de reconhecer essa falha a tempo e que a corrija, voltando assim a restabelecer um estado de sincronia entre os dois.

A experiência da cara neutra é tão perturbadora para a criança porque essa sincronia é quebrada e não volta a ser reparada. Numa interação normal, a mãe pode estar interagindo com o bebê e não perceber imediatamente que ele quer a sua atenção, ou o contrário também pode acontecer: o bebê pode estar cansado de interagir e a mãe não perceber e continuar a insistir, querendo que ele olhe para ela. Mas, numa dupla mãe-bebê em que tudo corre bem, a mãe rapidamente percebe os sinais do bebê e lhe dá essa atenção, se for esse o caso, ou deixa-o descansar um pouco. Na experiência isso não acontece e o bebê é confrontado com uma mãe que não responde durante três minutos, o que para ele é tempo demais, que viola todas as suas expectativas em relação às interações sociais, alterando assim a sua fisiologia.

Os bebês não têm capacidade de regular os seus estados internos sem a ajuda de um adulto. O seu sistema nervoso é ainda muito imaturo, e é como se precisasse que o sistema nervoso de um adulto lhe mostrasse os caminhos que precisa seguir para regular os seus estados.

Allan Schore é um dos autores mais influentes no campo das teorias do apego. Ele explica que existe uma comunicação permanente entre o sistema nervoso da mãe e o do bebê, e que, quando tudo corre bem, há uma verdadeira sincronia durante a maior parte do tempo. Esse autor defende que uma relação de apego seguro é essencial para o desenvolvimento cerebral da criança, em particular do hemisfério direito, a parte do cérebro que se encontra mais ativa e em maior desenvolvimento durante os primeiros dois anos de vida.

Nesse período, e de forma ainda mais intensa durante o primeiro ano, o cérebro do bebê — sobretudo o hemisfério direito — vai se moldando em função da relação de apego que estabelece com seus cuidadores. Então, para que esse hemisfério se desenvolva da melhor forma, o bebê precisa ter contato visual com a mãe, precisa que esta fale com ele e precisa ser tocado. O fato de os bebês não perceberem exatamente as palavras — algo que só se torna possível com o desenvolvimento do hemisfério esquerdo, que é o responsável pela linguagem, mais a partir do segundo ano de vida e principalmente no terceiro — não quer dizer que não possam identificar tudo o que está à volta dessa linguagem, aquilo a que se chama linguagem não verbal. Sempre que a mãe ou o pai falam com o bebê, o seu hemisfério direito está atento a essa linguagem não verbal e capta muito bem as emoções que estão por trás desse discurso.

É também por meio da forma como os pais se relacionam com ele, e do contato com o organismo mais maduro do cuidador, que o bebê irá aprender a regular as suas próprias emoções. Schore defende que a maturação saudável do hemisfério direito só pode ocorrer por meio de uma relação de proximidade com outro hemisfério direito mais maduro, ou seja, é essencial que a mãe, ou o cuidador, tenha uma relação estreita com o bebê para que esse desenvolvimento seja possível.

Se o bebê está triste, por exemplo, ou zangado ou frustrado, e não tiver alguém que o ajude a transformar essa emoção, Schore explica que ela será vivida de forma muito mais intensa e mais prolongada. Com a ajuda de um adulto com quem tenha estabelecido uma relação de apego, o bebê percebe que é possível transformar aquela emoção em outra e torna-se mais fácil fazer essa passagem.

Uma pessoa que não tenha o hemisfério direito devidamente desenvolvido poderá ter diversas patologias e sempre terá dificuldade em lidar com as emoções. Na verdade, essa falha no desenvolvimento cerebral pode estar relacionada com um problema cada vez mais frequente — o déficit de atenção —, em que se sabe que existe uma parte do cérebro, na zona do córtex pré-frontal, que não foi bem desenvolvida, o que parece acontecer justamente no hemisfério direito.

Resumindo, cada vez mais se reconhece que os bebês precisam estar em contato com a mãe para o bom funcionamento do seu organismo. Por exemplo, o contato corporal permite que o bebê mantenha uma temperatura mais estável e mais adequada ao seu bom funcionamento. Também permite que o seu ritmo respiratório se regularize e se mantenha mais estável (o que pode contribuir para uma diminuição das probabilidades de ocorrência da síndrome de morte súbita), assim como o seu ritmo cardíaco. Tudo isso demonstra que o bebê realmente precisa desse contato íntimo com um organismo mais maduro para que o seu próprio organismo possa atingir os melhores níveis de desempenho. Isso é tão importante que, no caso dos bebês prematuros, o contato físico com o corpo da mãe ou do pai — como se recomenda naquilo que se chamou de método canguru — pode mesmo ser essencial para salvar sua vida.

O que Schore explica é que, assim como a regulação fisiológica e emocional acontece mais facilmente se for permitido ao bebê manter-se em contato com o seu cuidador, também o desenvolvimento cerebral se dá de maneira bem mais harmoniosa, saudável e completa se for permitido ao bebê manter essa proximidade e estabelecer uma boa relação de apego.

Só por meio dessa relação de apego é que a criança pode encontrar um meio ambiente em que se sente segura, protegida e que lhe permite direcionar todas as suas energias para o verdadeiro crescimento. Quando não é isso que o bebê encontra, quando o ambiente em que cresce não é o ideal, ele sentirá necessidade de criar algumas defesas que lhe permitam sobreviver e crescer da melhor forma.

Qual a melhor forma de acalmar um bebê?
De acordo com Porges, a sucção, bem como o embalar, uma voz tranquila e a entonação certa ativam diretamente o nervo vago que controla o circuito social do bebê. Como esse circuito ainda não está bem desenvolvido, esses são os meios mais adequados para acalmar um bebê. Com o tempo, e com o desenvolvimento e a mielinização desse nervo vago, o bebê começa a criar novos circuitos e novas possibilidades de aprender a regular suas emoções.

Uma verdadeira autorregulação das emoções nunca será possível antes dos 5-6 anos de idade, período em que começa a se desenvolver o córtex pré-frontal.

A experiência da cara neutra da mãe demonstra bem que a sensação de estar sendo ignorado parece ser a coisa mais dolorosa, quer para um bebê, quer para uma criança mais crescida. Na verdade, se pensarmos um pouco, perceberemos facilmente que, mesmo quando adultos, sentir que alguém nos ignora propositadamente é uma das coisas que mais nos magoam, e muitas das frustrações que se geram na comunicação têm justamente a ver com o fato de sentirmos que os outros não estão verdadeiramente presentes.

A resposta do congelamento: ameaças grandes demais para crianças pequenas

Quando nem o choro funcionou para que o bebê visse as suas necessidades satisfeitas, então o único circuito que resta ativar é o circuito do parassimpático dorsal — que temos em comum com os répteis e que gera uma resposta de "congelamento". Se essas interações em que o bebê ou a criança se sentem continuamente ignorados se repetirem com frequência, isso pode ser tão violento que a ativação do sistema simpático, com a consequente resposta de luta ou fuga, deixa de ser suficiente para lidar com a situação.

Nesses casos, a única coisa que resta será ativar o sistema parassimpático. Isso quer dizer que a criança acabará criando uma resposta de dissociação da situação, que poderá, mais tarde, estar ligada ao tal sentimento de que não estamos bem dentro de nós ou bem presentes no nosso corpo. Esse mecanismo é em tudo semelhante ao que usam os répteis quando são confrontados com um perigo: ficam imobilizados e fingem-se de mortos, na esperança de que o perigo desapareça. Acontece que os mamíferos têm uma necessidade de oxigênio superior à dos répteis: o nosso metabolismo, como o de todos os animais de sangue quente, tem necessidade de manter uma quantidade de oxigênio superior àquela de que os répteis necessitam para continuar a funcionar. Isso quer dizer que o recurso frequente a esse mecanismo tem um custo muito elevado para os mamíferos e pode até causar a morte. Na verdade, Porges e outros autores acreditam que esse pode ser justamente o mecanismo que está na origem das taxas de mortalidade tão elevadas que se verificavam nos orfanatos da Romênia.

Por prejudicar gravemente o organismo, a ativação frequente desse mecanismo pode estar na base de várias psicopatologias associadas ao sentimento de dissociação e a uma estrutura mais desorganizada. É esse mecanismo que está na base da formação dos traumas e do estresse pós-traumático, e a sua compreensão é fundamental para um tratamento eficaz dessas perturbações. É provável que esse tipo de resposta esteja também envolvido nos casos de apego desorganizado e em alguns casos de apego evitante, em que a pessoa já aprendeu, de certo modo, a "congelar" as suas emoções. Nesses casos, o mindfulness pode ser uma ferramenta fantástica para fazer com que a pessoa possa ligar-se mais ao corpo e sentir-se mais presente. No entanto, quando existe realmente um trauma, as primeiras sensações de estar em contato com o corpo e com o presente podem vir acompanhadas de muito medo e da sensação de que algo terrível pode estar prestes a acontecer. Quando isso acontece, é útil ter a ajuda de um profissional para integrar tais sensações e lidar com elas da melhor forma, para que a pessoa possa voltar a sentir-se segura dentro de si mesma.

Em seu livro já aqui referido, Bruce Perry dá um bom exemplo da forma como esse mecanismo pode se tornar um recurso para lidar com o perigo. Esse exemplo é ilustrado com a história de um jovem que desmaiava com muita frequência. Esses desmaios aconteciam cerca de duas vezes por semana e ninguém sabia por que, visto que não se encontravam complicações de saúde que pudessem causá-los. Ao falar com o rapaz, Perry conta que ele não parecia sentir-se propriamente deprimido, mas dizia que se sentia muitas vezes como um robô, como se estivesse desligado do mundo. Ao conhecê-lo, Perry começou a entender por que seu organismo tinha adotado essa forma de se proteger: ao crescer, tinha sido continuamente testemunha de violência doméstica, com um pai que agredia a mãe, a ponto de ela ter precisado várias vezes ser hospitalizada. Quando cresceu, o rapaz percebeu que conseguia proteger a mãe ao fazer com que o pai batesse nele em vez dela, e só depois que isso aconteceu algumas vezes, quando já tinha 10 anos, a mãe resolveu finalmente separar-se.

Com a continuação da terapia, Perry percebeu que esses desmaios eram quase sempre desencadeados por interações com homens, principalmente os mais másculos, com algumas características em comum com o seu agressor, e tinham começado com a entrada na adolescência, porque, nessa época, o jovem passou a ficar exposto ao contato com mais homens adultos.

No mesmo capítulo, Perry conta também a história de uma jovem que foi encontrada inconsciente no banheiro da escola, com a pulsação e a pressão arterial baixíssimas. Depois de falar com a mãe da moça no hospital, Perry descobriu que, na véspera desse desmaio, a jovem tinha recebido um telefonema de um ex-namorado da mãe, que a havia violado de forma contínua e violenta quando tinha entre 7 e 9 anos, e que pretendia agora fazer-lhe uma visita.

Esses dois exemplos mostram como, em casos extremos, em que a criança não tem como fugir nem lutar contra aquilo que a está ameaçando, o único recurso é a resposta de congelamento. Quando isso acontece de forma repetida ao longo do desenvolvimento, cria-se uma suscetibilidade em que a mínima associação à situação de trauma pode desencadear novamente esse tipo de resposta, de forma automática e involuntária.

Porges explica que, nesses casos, é ainda mais importante que a pessoa saiba que essa é mesmo uma resposta automática, porque o que acontece muitas vezes com as vítimas de trauma é que elas sofrem com o fato de não conseguirem controlar essas respostas e sofrem também com os sintomas de dissociação que estão associados a elas, como o rapaz que dizia sentir-se um robô.

Tomar o pulso
Em algumas medicinas mais antigas, que hoje no Ocidente se chamam alternativas, como é o caso da medicina aiurvédica, já existia o hábito de tomar o pulso do paciente. Na verdade, à luz da teoria do "congelamento", isso faz algum sentido, já que um pulso mais acelerado pode ser sinal de um sistema simpático muito ativo, e uma pulsação muito baixa pode indicar que é o sistema parassimpático que está habitualmente mais ativo. A avaliação do pulso fornece, portanto, alguns dados sobre a história e a personalidade da pessoa.

Quando existe um trauma — e os traumas podem ser causados por situações que vão se repetindo várias vezes ao longo do nosso desenvolvimento ou por uma situação vivida com muita intensidade —, o que acontece é que passamos a estar constantemente num estado de hipervigilância. Isso quer dizer que a pessoa fica muito mais sensível a todas as possíveis pistas que possam indicar que aquela situação irá se repetir. E, por causa dessa hipervigilância, essas interpretações são muitas vezes erradas e exageradas, como no caso do jovem que entrava em estresse sempre que se via diante de homens adultos com uma atitude mais firme. É também o caso de alguém que foi agredido numa determinada rua e que se sente mal sempre que tem de voltar a passar no local.

No caso do rapaz, racionalmente ele até podia saber que aqueles homens não iam agredi-lo, tal como a pessoa sabe que passar novamente na rua onde foi agredida não quer dizer que a agressão se repetirá. Mas o nosso organismo aprendeu a estar alerta e a procurar pistas constantemente como modo de defesa, por isso reage dessa forma. A amígdala, como estrutura de alarme do corpo, tem uma grande capacidade de generalização, o que quer dizer que é capaz de criar facilmente associações entre situações que, mesmo não sendo iguais, têm algumas semelhanças. Se todos nós, mesmo em estado de equilíbrio, temos a capacidade de ficar constantemente lendo as pistas nos outros e no que está à nossa volta, então nesses casos isso fica ainda mais exacerbado e fora de controle. Assim se gera um ciclo automático, em que estamos constantemente tentando encontrar pistas que nos indiquem que estamos seguros, mas, ao mesmo tempo, o nosso estado de alerta nos faz interpretar mal aquilo que vemos porque estamos exageradamente sensibilizados para determinados aspectos. Isso faz com que acabemos ficando ainda mais inseguros, criando um ciclo em que, quanto mais inseguros estamos, mais ameaçador nos parece o mundo. É importante que, em primeiro lugar, saibamos que esse mecanismo foi, muito provavelmente, aquilo que nos salvou a vida e nos permitiu sobreviver a todas as experiências difíceis por que passamos. Sem ele não teríamos conseguido lidar com todo o estresse e sofrimento provocados por determinadas situações. Por outro lado, é importante também saber que, quando essas reações se ativam, a única coisa que podemos fazer é tomar consciência delas, perceber que o perigo pode não ser real, mas que a nossa hipersensibilidade nos fez acreditar que é, e esperar que tais reações passem, o que acontecerá muito mais rapidamente se não tentarmos evitá-las ou ignorar o que está acontecendo no nosso corpo. Conseguimos racionalizar esse processo por meio da tomada de consciência de nós próprios, ou seja, do mindfulness.

Uma forma eficaz de mudar a ativação dos nossos circuitos é introduzindo exercícios de relaxamento no dia a dia, em particular exercícios simples de respiração.

Quando estamos constantemente ativando o sistema simpático, temos tendência de fazer respirações mais curtas, mais rápidas e mais superficiais. Por outro lado, quando passamos mais tempo em estados de ativação parassimpática, será mais provável que a nossa respiração seja superficial, embora um pouco mais lenta do que a anterior. Em ambos os casos, também é provável que tenhamos uma tendência maior para respirar mais com a zona superior do tronco, usando os músculos do peito, o que também pode contribuir para acumular alguma tensão.

Então, se tentarmos fazer uma respiração mais profunda, mais lenta e mais abdominal, estaremos modificando a nossa fisiologia e contribuindo para desligar esses estados de alerta e restabelecer o equilíbrio. Isso se torna ainda mais eficaz se dermos especial atenção à expiração, pois é durante a expiração que ativamos aquilo que Porges chama de freio vagal: quando expiramos, o nervo vago faz abrandar o ritmo do coração, o que altera o nosso estado visceral e pode ajudar a restabelecer o equilíbrio e a ativar o circuito social. Isso é o que fazemos naturalmente sempre que suspiramos, por exemplo: o suspiro nada mais é do que uma expiração prolongada e é sempre uma boa forma de libertar alguma tensão, ativando esse mecanismo. Durante a inspiração, esse freio é retirado, por isso o ritmo cardíaco volta a acelerar. Então, para uma respiração que ajude a relaxar, a primeira coisa a fazer é pensar em prolongar as expirações.

EXERCÍCIO

Respiração para ativar o freio vagal

Procure sentar-se ou deitar-se numa posição confortável. A posição deitado com as pernas dobradas e as mãos na barriga é a mais indicada para esse exercício, porque ajuda a libertar tensão das zonas lombar e abdominal, o que permite mais facilmente fazer uma respiração profunda. As mãos sobre a barriga também ajudam a tomar maior consciência da respiração, assim como fechar os olhos nos permite estar mais focados nos movimentos da respiração.

Comece por tentar fazer com que a sua respiração vá se tornando mais lenta, mais profunda e mais abdominal. Faça-o de forma gradual e sem criar tensão. Tente prolongar sobretudo as expirações. Inspire sempre pelo nariz, sentindo a barriga aumentar de volume à medida que os pulmões vão se enchendo de ar, e expire pela boca, sentindo o ar saindo o mais lentamente possível. Enquanto faz isso, sinta-se soltando todos os músculos em redor da boca e os maxilares. Sinta que, ao mesmo tempo que o ar sai, também pode deixar sair

> toda a tensão. Se quiser, pode contar os segundos que demora para inspirar e depois tentar que a expiração dure o dobro do tempo, mas sempre com atenção e respeito pelos seus próprios limites, sem se forçar demais, para não criar tensão.

Quando descontraímos completamente os músculos da boca e da face, estamos ativando o vago frontal, o tal que controla e influencia o sistema social e que também faz com que o coração passe a bater a um ritmo mais tranquilo. Faça esse exercício durante uns cinco minutos, duas vezes por dia: de manhã ao acordar e à noite antes de dormir, para ter um sono mais tranquilo.

Você também pode fazer esse exercício ao longo do seu dia, sentado e de olhos abertos, enquanto trabalha, por exemplo. É um ótimo exercício para aplicar sempre que sentir que começou a entrar em estado de alerta. Também pode ser muito útil, por exemplo, antes de ter uma conversa importante com o seu filho.

Porges explica que, quando prolongamos as expirações, aumentamos a influência vagal no coração, ficamos mais calmos e podemos acessar as estruturas superiores do cérebro, o que quer dizer que também se torna mais fácil pensar de forma mais aprofundada ou analítica sobre questões importantes. Isso é exatamente o contrário do que acontece durante os estados de alerta, em que o sangue é desviado do córtex pré-frontal, uma das zonas que precisamos que esteja ativa para podermos pensar racionalmente.

Quando meditamos, a tendência é de que o ritmo respiratório abrande, e há estudos que mostram que o ritmo dos batimentos cardíacos também pode diminuir um pouco. Isso significa que, com essa prática, estamos ativando o freio vagal, que, na verdade, funciona como um músculo: quanto mais se usa, mais fácil será voltar a usá-lo. Isso é ainda mais importante se não tivemos oportunidade de exercitar muitas vezes esse mecanismo ao longo do nosso desenvolvimento, e é provavelmente uma das razões pelas quais a meditação pode ter um efeito tão profundo na nossa capacidade de lidar com o mundo e de enfrentar os desafios.

PARTE IV
DISCIPLINA CONSCIENTE

Como disciplinar de forma mindful/consciente

Defina prioridades

Em primeiro lugar, uma disciplina consciente obriga-nos a definir prioridades: o que é mais importante na nossa vida e na dos nossos filhos? Quais são os nossos valores e o que queremos transmitir aos nossos filhos?

É muito importante termos noção de quais são as nossas prioridades na vida, de quais são os nossos valores. A única forma de vivermos verdadeiramente felizes é termos uma vida que esteja de acordo com esses valores. E os valores, como já explicamos acerca da intenção, são diferentes dos objetivos.

Na verdade, os valores são justamente aquilo que deve estar por trás dos nossos objetivos e que deve norteá-los. Quando temos uma vida que se afasta dos nossos valores, criam-se as condições para nos sentirmos frustrados e infelizes.

Por exemplo, se um dos meus valores passa por usufruir de tempo com os meus filhos, se para mim é importante ter tempo para estar com eles no dia a dia, mas passo horas demais trabalhando e quando chego em casa só me resta pô-los na cama, então aqui há um conflito com os meus valores. Esse conflito pode acontecer também com os objetivos: se o que eu valorizo é passar tempo com os meus filhos, mas o meu objetivo é conseguir uma promoção que me obriga a passar cada vez mais horas no trabalho, então esse objetivo está em conflito com os meus valores.

Muitas vezes nem nos apercebemos de que existe esse conflito entre os nossos valores e os objetivos que temos em vista, a única coisa que sabemos é que estamos frustrados, infelizes ou ansiosos, porque esses conflitos trazem sempre mal-estar e tensão.

O primeiro passo é clarificar os nossos valores, para que depois possamos encontrar formas de fazer com que os nossos objetivos estejam mais em consonância com eles. Para isso, você pode recordar ou tornar a fazer o exercício da primeira parte: definir a sua intenção.

Quando os nossos filhos fazem algo que nos incomoda, é importante ter essa intenção presente e também perguntar quais são os nossos objetivos: queremos simplesmente eliminar aquele comportamento ou queremos que os nossos filhos aprendam alguma coisa com isso? Consoante a resposta a essa pergunta, a nossa atitude pode ser muito diferente. Se queremos apenas eliminar um determinado comportamento, métodos como os castigos e até as palmadas podem servir, pelo menos temporariamente, mas se queremos que os nossos filhos aprendam realmente alguma coisa, então esses dois métodos não devem sequer chegar a ser ponderados. Veremos mais adiante por quê.

Estabeleça uma ligação para evitar os vazios de apego

Gordon Neufeld é um psicólogo canadense que desenvolveu uma teoria muito interessante sobre a forma como o tipo de ligação que estabelecemos com os nossos filhos condiciona toda a capacidade de educá-los e de lhes ensinar o que quer que seja.

A teoria de Neufeld foi elaborada com base no apego de Bowlby, mas leva esse conceito um pouco mais além por meio do seu conceito da orientação para os pares. Esse autor explica que as crianças nascem, tal como Bowlby dizia, com um instinto para estabelecer ligações e procuram a todo custo fazê-lo. As primeiras pessoas para quem esse instinto é dirigido são naturalmente as figuras que passam mais tempo com as crianças e que cuidam delas.

Durante os seus primeiros anos de vida, as crianças não têm ainda a capacidade de interiorizar a figura e o amor dos seus pais. Nessa fase, quando a mãe não está presente, para a criança é como se ela desaparecesse, deixasse de existir, porque ainda não tem capacidade de interiorizar essa imagem como sendo permanente. Só entre os 7 e os 9 meses de idade é que os bebês aprendem que um objeto escondido não deixou de existir e começam a ser capazes de procurá-lo. Mas demora mais tempo para que uma criança comece a ser capaz de saber que a sua mãe ou o seu pai gostam dela, mesmo quando não estão presentes.

Neufeld argumenta que a principal tarefa dos primeiros seis anos de vida é o estabelecimento de relações, que deve ser prioridade nessa fase. Nos primeiros três anos de vida essas relações devem ser construídas majoritariamente com os pais e outros adultos que estejam presentes na vida da criança.

Acontece que as crianças passam cada vez mais tempo na escola — onde convivem mais com outras crianças do que com adultos — do que em casa, com os pais. Isso é grave em todas as idades, mas causa ainda mais estragos em crianças pequenas. O que acontece nesses casos, como explica Neufeld, é que se gera aquilo que chama de vazio de apego. Isso porque o instinto da criança lhe diz que precisa estabelecer uma relação de apego, mas ela não encontra um adulto com quem possa estar tempo suficiente para estabelecer essa ponte. Nas crianças menores, sobretudo durante todo o primeiro ano de vida, uma relação de apego seguro passa muito pelo contato físico, o que nas creches nem sempre é possível. Com crianças um pouco mais velhas, esse contato físico já não é tão essencial, mas é imprescindível que o adulto tenha tempo para estar com a criança e possa estabelecer uma relação individual e única com a criança de quem cuida — o que, de novo, nas escolas é sempre mais difícil.

À medida que a criança vai crescendo, a partir dos 6 - 7 anos, é mais fácil para ela estabelecer essa ponte, porque vai encontrando outras formas de se sentir aceita e acolhida, mas, mesmo assim, ainda é preciso que passe uma boa parte do seu tempo em contato próximo com um adulto para se sentir segura.

Então, o que Neufeld explica é que, quando a criança não tem a possibilidade de estabelecer essa ligação com um adulto e se cria o tal vazio de apego, ela vai tentar a todo custo preencher esse vazio ligando-se a quem estiver disponível. E, nas escolas, quem está imediatamente disponível são as outras crianças. Neufeld diz que essa orientação para os pares está se tornando cada vez mais comum, porque os pais têm cada vez menos tempo para estar presentes na vida dos filhos. De fato, se pensarmos um pouco, veremos que nas gerações mais antigas os heróis e os exemplos que todos queriam seguir eram quase sempre adultos. Mas, na atualidade, os heróis e os modelos dos adolescentes são, em boa parte, outros adolescentes.

Por isso o autor alerta para o fato de que isso não acontece só com as crianças, mas também com os adolescentes. E é grave, porque uma criança não tem capacidade para ser uma boa base de segurança para outra criança, ou um adolescente para outro adolescente. Uma figura de apego, além de ser um porto seguro onde a criança se sente acolhida, respeitada e compreendida — que é fundamental para o seu bom desenvolvimento, para a sua autoimagem e autoestima —, também deve ser um orientador e um modelo a seguir.

Crianças e adolescentes não podem ser bons modelos, simplesmente porque ainda não sabem como se comportar ou como fazer as melhores escolhas. Eles próprios ainda estão descobrindo quem são, e por isso não podem ser um bom espelho. Além disso, existe um certo grau de egocentrismo nas crianças — pois a sua personalidade ainda está em desenvolvimento — que as impede de serem capazes de acolher verdadeiramente outra criança.

Uma consequência importante dessa orientação para os pares é que as crianças deixam de querer agradar aos adultos e passam a estar muito mais preocupadas em agradar aos seus pares, porque são essas as ligações que lhes interessa fomentar e preservar. Encontramos nessa visão uma explicação válida para os graves problemas de indisciplina de que tanto se fala hoje em dia: aquilo que agrada aos outros jovens é claramente diferente do que irá agradar a um adulto. É daí que vêm os casos que por vezes invadem os noticiários, de jovens que cometem atos violentos e impróprios, os quais filmam e divulgam nas redes sociais.

Ao fazer isso, esses jovens procuram o apoio, que sabem que irão ter, de outros jovens, sendo a princípio indiferentes ao julgamento dos adultos. O que acontece também nesses grupos é que existem adolescentes com mais espírito de liderança — aquilo que Neufeld chama de personalidades do tipo alfa —, e, quando esse espírito de liderança não é orientado pelos adultos de maneira construtiva, acaba gerando seguidores entre os outros jovens, o que aumenta a probabilidade de surgirem comportamentos problemáticos como forma de afirmar essa liderança.

Então, se queremos que os nossos filhos nos tenham como modelos, como guias ou orientadores, e queremos que ouçam o que lhes dizemos e que deem importância aos nossos julgamentos, a prioridade que precisamos estabelecer é a criação e manutenção de um bom vínculo com eles. Precisamos criar essa ponte para que aquilo que dizemos e pensamos seja verdadeiramente importante — mais importante do que aquilo que pensam ou fazem os colegas.

> João era um garoto de 12 anos. Os pais queixavam-se de que não conseguiam controlá-lo e de que ele não queria se comunicar com eles. Todos os dias João chegava em casa e passava o tempo no celular, enviando mensagens para os amigos ou falando com eles no computador. Os pais diziam que ele não estudava e já não tinha boas notas, e isso era uma das suas grandes preocupações. Os dois passavam muito tempo trabalhando, e o filho, desde os seus primeiros meses de vida, estava habituado a passar várias horas na escola ou em casa com uma empregada até eles chegarem, o que acontecia com frequência já depois de o pequeno ter jantado. Como os pais não estavam muito por perto, as pessoas mais importantes na vida de João passaram a ser os amigos. Por isso, enquanto estava em casa, esforçava-se por manter o contato com eles por meio do celular ou do computador. Os pais zangavam-se com ele por não conseguir largar o telefone nem quando estavam jantando, e as discussões iam se agravando. Os pais ameaçavam lhe tirar o celular e o computador e ele ameaçava fugir de casa se o fizessem.

Nesse caso, João estava apenas fazendo aquilo que é natural quando as crianças ou jovens estão orientados para os pares: usar todos os meios que a tecnologia hoje proporciona para se sentir ligado ao que lhe parecia tão essencial e mais importante que todo o resto. Quando os pais o ameaçavam, ele ficava verdadeiramente desesperado, sentia-se ainda mais incompreendido e ficava zangado com eles. Esse caso precisaria de muito trabalho de ambas as partes para restabelecer essa ligação de apego que nunca fora suficientemente forte.

Em seu livro *Hold on to your kids: why parents need to matter more than peers*, Gordon Neufeld explica de forma muito coerente e completa as implicações dessa teoria e como podemos usá-la para criar uma ligação mais próxima com os filhos. Dessa teoria saiu a máxima muitas vezes usada: *Connection before direction* — que em português não é tão apelativa, mas que podemos traduzir como "ligação antes da direção". Esse pode e deve tornar-se o nosso mantra na educação. É o princípio básico fundamental de qualquer relação educativa e sem o qual nada pode funcionar. Se não tivermos consciência de que os filhos só nos ouvem e seguem se essa ligação funcionar e for cultivada, tudo o mais que possamos fazer, todas as estratégias que queiramos aplicar estarão condenadas ao fracasso, porque, sem essa ligação, eles simplesmente não irão se importar o suficiente com o que pensamos para que possam ter vontade de mudar alguma coisa no seu comportamento.

A nossa ligação com os filhos tem de ser sempre a prioridade. Gosto de imaginar que, por meio dela, podemos criar uma espécie de canal, uma ponte que se estende do nosso coração ao deles e que permite que nos comuniquemos verdadeiramente. Tudo o que não passar por ela cai na água e fica perdido **para sempre**, porque não chega a encontrar o caminho para o coração, que é o único lugar onde podem ocorrer as aprendizagens genuínas e mais importantes da vida.

Não tenha medo de assumir o papel de guia

Outra noção que é importante ter é a de que os pais precisam mesmo ser orientadores dos filhos. Os pais não devem ser policiais, sempre a julgar, a criticar, a avaliar e a dar ordens, mas também não podem ser amigos, permissivos e sem capacidade de fazer valer a sua palavra ou a sua visão das coisas. As crianças devem ser ouvidas e respeitadas, mas também precisam ser guiadas e orientadas. É importante termos noção de que guiar e orientar é muito diferente de julgar e criticar.

Acredito que é fundamental que sejamos capazes de confiar nos nossos filhos. Muitas vezes, ficamos presos a uma visão muito negativa da infância e à ideia de que as crianças possuem algo de mal dentro delas que tem de ser controlado, domesticado. Ainda circulam algumas noções de como as crianças são egoístas ou manipuladoras, mas acredito que não há nada mais longe da verdade. As crianças são naturalmente egocêntricas, o que significa que ainda estão muito centradas em si mesmas e na sua visão do mundo, mas não quer dizer que sejam egoístas. Na verdade, já existem estudos que mostram que as crianças entre os 3 e os 5 anos têm um sentimento de justiça apurado e são capazes de intervir quando veem que alguém está sendo vítima de uma injustiça.

Guie com confiança

Carl Rogers, figura central do movimento humanista, dizia que todos temos uma força motivadora, a autoatualização. Uma força que nos impele a crescer e a nos desenvolver. Todos nascemos com esse potencial, que só precisa encontrar as condições certas para desabrochar.

Rogers usava esta analogia: se uma semente for plantada e encontrar as condições certas — como água, luz, terra —, ela se desenvolve e torna-se um lindo e grande carvalho, sem que ninguém precise lhe dizer como deve crescer ou o que deve fazer para crescer. No entanto, se essa semente não encontrar as condições ideais, pode crescer torta, desenvolver-se pouco ou acabar morrendo. Se a semente for plantada num porão, por exemplo, onde tem água e terra, mas a única luz que recebe vem de uma janela pequena, a planta irá desenvolver-se em direção a essa janela e poderá crescer uma árvore torta e raquítica. Porém, essa semente tinha em si o mesmo potencial que as outras sementes plantadas no exterior, que deram árvores grandes, direitas e lindas. A única diferença entre elas foram as condições encontradas.

O mesmo acontece com os filhos, que precisam de algumas condições ideais para poderem florescer e desenvolver todo o seu potencial: precisam se sentir amados, aceitos, acolhidos, sentir que pertencem à nossa vida. E precisam que sejamos o seu espelho, um espelho bom, que os ajude a ver quem são à medida que vão crescendo e se desenvolvendo.

No entanto, confiar não significa que nos demitamos do nosso papel de orientadores. É importante sabermos distinguir aquilo que depende apenas do seu processo de crescimento normal daquilo que precisa ser aprendido e transmitido. Por exemplo, não podemos forçar uma criança a aprender a falar, assim como não se pode forçar um bebê a deixar as fraldas ou a deixar de mamar, porque são coisas que inevitavelmente fazem parte do seu percurso, e podemos confiar que acontecerão mais cedo ou mais tarde, quando a criança se sentir preparada para isso. Podemos falar com ela, tentar saber como se sente e até incentivar essa evolução em alguns casos, mas tudo o que está relacionado com questões fisiológicas — como mamar, comer, dormir ou largar as fraldas — são coisas que não vale a pena forçar, porque são etapas que chegarão inevitavelmente e que dependem muito da maturação da criança. O importante é que essas conquistas venham da própria criança, porque só assim ela poderá desenvolver um sentimento de conquista e de autonomia verdadeira. Isso é bem melhor para a autoestima de qualquer criança do que uma imposição exterior. Assim, se a deixarmos seguir o seu próprio ritmo, a criança saberá que é capaz de tomar decisões, que é capaz de fazer escolhas e de crescer, e pode também sentir que os pais confiaram nela e que é digna dessa confiança, o que também é muito importante para a sua autoimagem e para a construção de todo o seu diálogo interno.

> A mãe de Gabriel, de 4 anos, procurou-me por estar tendo dificuldade com a retirada das fraldas. O menino tinha deixado de usar fraldas por pressão dos pais, que sentiam que ele já não tinha idade para isso, mas sem estar realmente preparado para fazê-lo. Com o xixi parecia não ter havido problema, mas Gabriel continuava a pedir a fralda para fazer cocô. Só que os pais achavam que, visto que ele já sabia quando queria fazer e até pedia, não deviam lhe dar a fralda e tinham de obrigá-lo a ir ao banheiro, coisa que ainda fez algumas vezes, só que muito contrariado.

A certa altura, o menino começou a se queixar muito de dores de barriga e acabaram por levá-lo ao pronto-socorro. Os médicos fizeram alguns exames e concluíram que Gabriel tinha aquilo que se chama de fecaloma: uma massa de fezes muito dura no interior do intestino que impede o trânsito intestinal.
Em alguns casos mais graves, a única forma de remover o fecaloma é por meio de uma intervenção cirúrgica. Felizmente, isso não foi necessário; os médicos deram-lhe um clister e mandaram-no para casa com uma medicação para tornar as fezes mais líquidas. Acontece que, quando o menino finalmente conseguiu fazer alguma coisa, o que saiu estava tão duro e causou-lhe tantas dores que ele ficou com medo de fazer cocô outra vez, o que acabou por agravar o problema.
Quando falei com a mãe, ela se sentia um pouco perdida, sem saber como ajudar o filho, porque via que ele tinha muito medo de fazer cocô, embora ainda estivesse tomando a medicação. Os pais tinham decidido voltar a pôr-lhe as fraldas, mas sentiam que tinham falhado ao voltar atrás, e não sabiam o que fazer para ajudar Gabriel a perder o medo.
Antes de qualquer coisa, eu quis que essa mãe percebesse que não tinha falhado e que não fazia mal nenhum voltar a pôr a fralda no filho para que fizesse cocô. Expliquei-lhe, então, que precisava aprender a confiar nele e a esperar que estivesse pronto para deixar a fralda. Também sugeri que tentasse falar com o menino, para saber o que sentia sobre isso, e que lhe pedisse desculpas se alguma vez tivesse perdido a paciência com ele por não querer fazer cocô.
Passado pouco tempo, ela veio me dizer que tinha falado com o filho e que tinha lhe pedido desculpas por ter se zangado quando ele queria a fralda. Contou-me que tinha ficado muito comovida por ver que ele se lembrava disso, pois pensou que já tinha se esquecido. E, pouco depois dessa conversa, ele começou, por iniciativa própria, a pedir para ir ao banheiro, e a mãe estava muito aliviada porque o problema parecia resolvido.

Se existem aspectos, como esse, em que devemos confiar na criança, existem muitos outros aspectos do desenvolvimento e da educação em que as crianças têm de ser orientadas pelos pais. Devemos orientá-las no seu comportamento, nos seus valores, nas suas atitudes no dia a dia e em tudo o que implique um crescimento mais emocional e intelectual. O mindfulness pode nos ajudar a distinguir entre as situações em que devemos simplesmente confiar nos nossos filhos e dar-lhes espaço para que se desenvolvam e aquelas em que precisamos mesmo orientá-los. Basta que saibamos estar em contato com o nosso coração e que sejamos capazes de aprender a olhar para os filhos tal como eles são, livres e independentes de todas as nossas expectativas, desejos e receios.

Isso torna-se mais eficaz se formos capazes de estar conscientes e de lidar com os nossos próprios medos. Por exemplo, se eu tiver algum receio de que os meus filhos dependam de mim, talvez fique mais sensível a questões como dar de mamar até mais tarde, pegar no colo ou deixá-los dormir comigo. Se eu tenho muito medo de que os meus filhos nunca sejam independentes e vejo o desfralde como um sinal dessa independência tão desejada, também posso começar a forçar as coisas mais do que seria desejável nesse campo. Na maior parte das vezes, esses medos têm relação com a falta de confiança em nós próprios e com as feridas do nosso passado, como já vimos. Por não termos sido suficientemente bem acolhidos pelos nossos pais ou porque não fomos ensinados a confiar nas pessoas, acabamos também por não confiar nos nossos próprios sentimentos e instintos, e isso está quase sempre relacionado com o medo de que os nossos filhos confiem em nós. E a única forma de uma criança se tornar verdadeiramente independente e autônoma é aceitarmos a sua dependência.

Precisamos aceitar que os primeiros tempos de vida de uma criança são de dependência total, e essa dependência tem de ser acolhida, celebrada e respeitada para que possa, um dia, ser ultrapassada.

Vivemos numa sociedade em que existe alguma confusão em relação às questões de autonomia e dependência e alguma dificuldade em lidar com os afetos. Vemos muitas vezes pais de bebês que se recusam a pegá-los no colo, mas depois também não os deixam correr na rua ou afastar-se meio metro no *playground*. Há aqui uma grande contradição, porque precisamos dar espaço às crianças para caírem, para se magoarem, para se afastarem de nós de vez em quando e para fazerem as suas próprias conquistas, mas, ao mesmo tempo, temos de estar presentes quando precisam de nós. Precisamos reconhecer e aceitar essas necessidades e responder-lhes com amor e afeto. Quando nos tornamos mais conscientes dos nossos próprios medos e receios, torna-se mais fácil perceber quando estamos apenas reagindo ao comportamento ou às atitudes dos nossos filhos e quando estamos verdadeiramente respondendo às suas necessidades.

Na maior parte das vezes, o medo de que os filhos fiquem muito dependentes de nós é mais um receio infundado do que uma possibilidade real. Na verdade, quando damos aos nossos filhos aquilo de que precisam e, ao mesmo tempo, também lhes damos espaço para crescerem e se expressarem, estamos criando todas as condições necessárias para que possam se tornar verdadeiramente autônomos.

A palavra "disciplina" geralmente remete a uma atitude um pouco mais rígida. Na verdade, o que queremos é educar os nossos filhos, mais do que discipliná-los. A disciplina está mais ligada à questão da obediência e das regras e, de um ponto de vista mais consciente, aquilo que devemos querer é que os nossos filhos nos ouçam, que nos encarem como guias e que tenham em conta as nossas orientações. Voltando à teoria de Neufeld, quando existe uma boa ligação entre pais e filhos, é fácil que as crianças sigam as nossas orientações. Isso não quer dizer que elas nos ouçam sempre ou que façam imediatamente aquilo que nós lhes pedimos, mas o que se verifica é que, sobretudo nos momentos realmente importantes, é muito mais fácil orientar e educar uma criança que tem uma boa ligação conosco.

Se a criança não tiver uma boa ligação com o adulto, até podemos conseguir que ela pare um determinado comportamento por meio de alguma estratégia de intimidação ou algum tipo de chantagem — contudo, isso não é educar, é apenas impor a nossa vontade pelo medo. Isso não faz com que uma criança aprenda e perceba por que não deve fazer aquilo, por que aquele comportamento é errado.

Tome consciência das suas próprias expectativas

Muitas vezes acontece que as nossas expectativas não são nada realistas e acabam por interferir na visão que temos do comportamento da criança e dela própria. Isso é muito evidente na questão do sono dos bebês, por exemplo. Para muitos pais, um bebê que dorme bem é um bebê que dorme dez ou doze horas seguidas, ainda que isso não lhe seja fisiologicamente possível. Para outros, mais realistas, um bebê que dorme bem pode perfeitamente ser aquele que acorda de três em três horas para mamar, mama e volta a dormir rapidamente. Isso mostra como as nossas expectativas podem influenciar a visão que temos dos nossos filhos: se, para mim, dormir bem é dormir a noite toda, de preferência umas doze horas seguidas, sem acordar, isso vai fazer com que eu ache que pode haver alguma coisa errada com aquele bebê que acorda algumas vezes e que, na verdade, tem um comportamento perfeitamente normal.

É comum ouvirmos pais dizerem que os filhos têm o vício do colo, como se isso fosse errado. Também já ouvi muitos pais dizerem que há algo de errado com os filhos ou com a educação que estão lhes dando por eles não quererem ficar muito tempo sozinhos na cadeirinha ou no berço, preferindo estar em contato com a mãe ou o pai. Mas isso é perfeitamente normal, os bebês precisam mesmo de um contato físico quase permanente, embora nem todos o demonstrem da mesma forma. De igual modo, há bebês que precisam mamar mais tempo que outros, ou bebês que precisam dormir mais em contato com os pais. Nada disso é errado. Porém, é muito fácil pensar que o nosso filho tem um problema caso as nossas expectativas para o seu comportamento sejam completamente diferentes do seu comportamento real. Também é comum que queiramos que as crianças de pouca idade já demonstrem algum autocontrole das suas emoções, quando isso é biologicamente impossível antes dos 5 anos de idade. O córtex pré-frontal ainda não está desenvolvido, e é essa estrutura que nos permite integrar o pensamento e as emoções, e, enquanto isso não acontecer, os comportamentos impulsivos e descontrolados e a vivência intensa das emoções são perfeitamente naturais. Na verdade, muitos adultos ainda não têm um autocontrole verdadeiro porque as suas experiências de vida não lhes permitiram desenvolver completamente essa estrutura.

O mindfulness ajuda-nos a nos distanciar um pouco dessas expectativas e a termos noção de quando as estamos projetando em demasia nos nossos filhos. Da mesma forma que podemos ficar desiludidos se toda a vida sonhamos ter um filho médico e afinal ele só quer tocar guitarra. Ou se queríamos muito ter um filho artista e ele só se interessa por números e computadores. É importante que saibamos gerir as nossas próprias expectativas e que saibamos olhar para os filhos tal como eles são e aceitá-los na sua própria natureza. Só com a nossa aceitação é que eles poderão aprender a aceitar a si próprios. Se essa aceitação não acontecer por parte dos pais no momento em que precisa acontecer, estaremos criando pessoas que passarão o resto da vida tentando encontrá-la e constantemente dependentes da avaliação dos outros para se sentirem dignas, capazes e competentes. Quando o mindfulness nos ajuda a aceitar a nossa própria natureza, torna-se mais fácil aceitarmos também a dos nossos filhos.

Responda em vez de reagir

Para que tudo isso funcione, é importante saber se estamos realmente respondendo aos nossos filhos ou se estamos apenas reagindo aos comportamentos deles. A diferença é que, quando respondemos, temos presentes as nossas prioridades e valores, temos noção de quais são as nossas expectativas e de que modo estas podem influenciar o nosso comportamento. Temos noção, também, de que precisamos nos ligar aos filhos antes de lhes transmitir o que quer que seja, sem receio de assumir o papel de guias, ao mesmo tempo que somos capazes de confiar. Quando nos limitamos a reagir aos comportamentos dos nossos filhos, é muito menos provável que esses elementos estejam presentes, o que leva a consequências negativas.

Dan Siegel criou um modelo muito simples que ajuda a perceber como o cérebro funciona e como esse funcionamento influencia o comportamento. Chama a esse modelo cérebro-mão, porque usa uma mão para representar as diferentes áreas cerebrais.

Para compreender como isso funciona, feche uma das suas mãos com o polegar por dentro dos outros dedos, em contato com a palma. Nesse modelo, o polegar simboliza o sistema límbico, ligado às emoções e instintos mais primitivos, o tal que está associado à zona mais reptiliana do cérebro. Os dedos restantes simbolizam o córtex cerebral, a parte mais recente e que é a responsável pela nossa capacidade de pensar de forma mais profunda e mais racional sobre os acontecimentos e emoções.

Então, para ver o que acontece no seu cérebro quando entra em modo de reação e se gera um estado de alerta, você pode simplesmente levantar os quatro dedos de fora, deixando o polegar em contato com a palma da mão. Isso ilustra o que acontece quando se perde a cabeça — que é uma expressão bastante adequada. Quando perdemos a cabeça, o que na realidade acontece é que o córtex cerebral deixa de estar em contato com o sistema límbico. Isso quer dizer que as emoções ficam como que entregues a si mesmas, perdemos a capacidade de refletir ou de analisar o que estamos sentindo e nos deixamos invadir por uma panóplia de emoções intensas, reagindo de forma automática com os nossos impulsos mais primitivos — o que, na maior parte das vezes, não dá muito bom resultado.

O que a prática de mindfulness nos traz é justamente a capacidade de impedir esse descontrole. Conseguimos refletir mais facilmente sobre o que estamos sentindo e pensar em formas mais eficazes e criativas de lidar com as situações que enfrentamos.

Quando perdemos a cabeça, geralmente perdemos a capacidade de responder às situações e passamos apenas a reagir. Isso significa que já entramos em modo de alerta e a nossa reação vai ser mais uma defesa do que uma resposta verdadeiramente adequada à situação que se apresenta. Sempre que entramos em modo de alerta e defesa, perdemos uma boa parte da nossa criatividade e, ao mesmo tempo, fazemos também com que os outros fiquem mais alertas, destruindo assim as pontes que podem nos ligar aos seus corações e reduzindo as probabilidades de sermos ouvidos e atendidos.

Seja empático para criar um ambiente seguro

Como a teoria polivagal demonstra, se queremos nos comunicar e educar, a prioridade deverá ser criar um ambiente seguro. Esse ambiente seguro passa pela capacidade de não entrar tão facilmente em modo de alerta e de fazer com que os nossos filhos não entrem nesse estado quando precisamos lhes transmitir uma informação importante.

Isso quer dizer que devemos tentar comunicar de forma tranquila e segura aquilo que precisamos que eles entendam. Existem alguns aspectos-chave para uma comunicação eficaz, e eles são válidos tanto para a relação pais/filhos como para qualquer outra.

Criar empatia é o primeiro desses aspectos. Quando criamos empatia estamos estabelecendo uma ligação, uma ponte para o mundo e para o coração da outra pessoa. Significa que nos dispomos a ouvir e a acolher os sentimentos do outro, a sentir aquilo que ele está sentindo, e isso é fundamental para a comunicação. Muitas vezes temos medo de acolher os sentimentos dos outros porque eles tocam em algumas partes de nós — sentimentos ou sensações — com as quais ainda não sabemos lidar ou que nos assustam, e cuja presença nos custa admitir. Por isso é importante que façamos esse trabalho de aceitação com a ajuda do mindfulness.

Se soubermos acolher todas as partes do nosso ser e lidar com elas, poderemos acolher também os outros sem receios e ensinar aos nossos filhos que não precisam ter medo daquilo que sentem, que não existem partes escuras dentro deles que devam ser temidas ou escondidas. Essa capacidade passa muito por criarmos uma ligação estreita com o nosso corpo e com as nossas sensações. Muitas vezes, o que nos faz rejeitar os nossos sentimentos é o fato de não gostarmos das sensações que eles produzem em nós.

> A primeira vez que tive noção do poder da empatia e do impacto dessa sensação de que alguém nos ouviu de verdade foi quando estava em um curso de *counselling*. Nesse curso fazíamos sessões em grupos de três, em que um ficava como terapeuta, outro como cliente e um terceiro observava para dar *feedback* aos outros dois, sobretudo ao que se fazia de terapeuta. Nessa sessão, eu estava no papel de observadora, mas, quando descrevi aquilo que senti e observei, usei uma expressão para me referir ao que achava que a pessoa no papel de cliente sentia. Essa colega tinha falado de alguns assuntos difíceis da sua vida que a faziam sentir-se bastante triste e isolada, e, assim que eu proferi aquela palavra — que, na verdade, já nem me lembro exatamente qual foi —, ela começou a chorar e a dizer que era isso mesmo, que era assim que tinha se sentido. Aquele choro me marcou porque era de tristeza, mas sobretudo de alívio, por finalmente alguém ter percebido o que ela estava sentindo.
> Foi um momento que ficou gravado em mim porque me mostrou o impacto impressionante de sentir que alguém nos ouviu de verdade e porque, naquele instante, apesar de o problema se manter exatamente na mesma, aquela pessoa sentiu algum alívio, uma espécie de paz apenas por saber que outro ser humano a tinha compreendido, a tinha sentido, partilhando e acolhendo a sua dor.

Então, a empatia é tão simples quanto isto: é o que nos permite sentir a dor das outras pessoas e construir uma ponte para os seus corações. Quando alguém mostra empatia para conosco, sentimos que não estamos sozinhos na dor, sentimos que podemos dividi-la com alguém, e isso, por si só, faz toda a diferença, porque não há nada pior do que carregarmos sozinhos o fardo das nossas dores.

Além disso, quando sentimos que outra pessoa consegue acolher a nossa dor, de algum modo percebemos que podemos tentar lidar com ela. É como se, ao vermos a nossa dor espelhada no coração do outro, pudéssemos aprender a integrá-la e a acolhê-la, tornando-a muito mais suportável.

Quando isso acontece, também estamos criando uma memória daquela situação e associando ao sofrimento e à dor que descrevemos a sensação de nos sentirmos ouvidos, acolhidos. Isso também pode servir para criar redes neuronais relacionadas com a situação, o que irá alterar a forma como nos lembramos dela. Por isso é tão importante falar de situações traumáticas num ambiente em que nos sintamos escutados: isso nos permite criar uma visão diferente daquela situação difícil (uma visão em que sentimos o bem-estar de sermos compreendidos), que faz com que as nossas memórias do trauma se alterem e se tornem muito mais fáceis de suportar. Por isso, sempre que uma criança se magoa ou se assusta, é importante lhe dar espaço para falar sobre o assunto. Quando se trata de crianças menores, é provável que não falem diretamente do que se passou, mas, se estivermos atentos e lhes dermos espaço, elas usarão as brincadeiras para mostrar as suas emoções e fazer essa reestruturação das suas memórias.

> Quando o meu filho tinha pouco mais de 2 anos, cortou a cabeça e teve de ir ao hospital para levar pontos. Essa situação de estar num hospital, deitado na maca, chorando e gritando de dor, com médicos segurando-o para que não se mexesse e com luzes ofuscantes apontadas para ele foi bastante traumatizante, e, durante algum tempo, ele falou com frequência dessas luzes. Durante muito tempo, em várias brincadeiras, reproduzia essa cena com bonecos que feriam a cabeça e tinham de ir ao hospital para ser tratados. Eu estava trabalhando quando meu filho machucou a cabeça e, por isso, não fui com ele ao hospital nesse

dia, só o pai esteve presente. Um dia, enquanto brincávamos, ele começou a representar cenas em que a criança que se machucava ficava sozinha sendo tratada e a mãe estava do lado de fora, sentada no banco, à espera, em vez de estar com ela. Essas cenas foram repetidas algumas vezes, por isso resolvi perguntar-lhe se tinha ficado triste por eu não ter estado lá com ele quando foi ao hospital. Falamos um pouco sobre isso, pedi-lhe desculpas por não poder ter estado presente e creio que essa foi a última vez em que os bonecos machucaram a cabeça nas suas brincadeiras. Provavelmente, só então é que lhe foi possível lidar com esse sentimento que o incomodava e construir uma nova memória em relação a ele.

Esse exemplo ilustra bem a importância de darmos espaço às memórias dos nossos filhos e, em situações difíceis, de deixá-los contar as histórias à maneira deles, quantas vezes for necessário, até que aquele assunto possa ficar arrumado e tornar-se menos assustador. É importante que o façamos com empatia, estando atentos ao que eles nos transmitem, para que essa reestruturação possa acontecer da melhor forma.

Podemos dizer também que a empatia é o que nos torna humanos, é o que nos permite cuidar dos outros, é o que nos faz querer o melhor para eles. Assim, ao termos um comportamento empático para com os nossos filhos, não só permitimos que eles próprios se aceitem e não se sintam tão assoberbados com os seus problemas, como fazemos com que aprendam a ser mais empáticos com todos os que os rodeiam.

Hoje sabe-se que todos nós temos o que os cientistas chamam de neurónios espelho: neurónios que disparam em resposta ao que vemos os outros fazerem ou dizerem. Assim, por exemplo, se vemos alguém machucar a perna, é possível que se ativem no nosso cérebro os neurónios correspondentes a essa dor, principalmente se tivermos algum tipo de ligação com a pessoa que se feriu. Esses neurónios parecem ser elementos-chave no desenvolvimento da empatia e parecem estar relacionados com a capacidade de sentirmos as dores e as alegrias dos outros. Para que eles funcionem, tal como todos os outros neurónios, é importante que sejam regularmente exercitados. Por isso é fundamental que ensinemos as crianças a refletir sobre os sentimentos dos outros e que sejamos capazes de ajudá-las a não ter medo dos próprios sentimentos. A melhor forma de fazê-lo é por meio da demonstração de um comportamento empático da nossa parte. Por exemplo, quando o nosso filho de 2 anos chora porque não quer sair do *playground* e temos mesmo de ir embora, é importante que sejamos capazes de sentir empatia, de sentir a sua frustração naquele momento. Quando fazemos isso, por um lado estamos criando a tal ligação essencial para que fique disposto a nos ouvir e, por outro, estamos lhe ensinando que não precisa ter medo dos seus sentimentos mais intensos. Ao mesmo tempo, estamos lhe demonstrando que pode encontrar uma forma de canalizar e direcionar esses sentimentos.

Quando a criança começa a chorar por causa da frustração por ter de ir embora, esse choro tem dois elementos importantes: um é o fato de estar verdadeiramente gostando de brincar no *playground* e não ser capaz de compreender a razão pela qual tem de sair de lá; o outro é sentir que o pai ou a mãe, naquele momento, não aceitam esse seu prazer e não lhe dão oportunidade de continuar fazendo aquilo que tanto lhe agrada, o que também faz com que se sinta frustrada, incompreendida e sozinha. Então, o simples fato de mostrarmos que compreendemos a dor e a frustração da criança naquele momento já faz com que ela se sinta um pouco menos frustrada. Ao mesmo tempo, quando nos permitimos genuinamente descer ao nível da criança e sentir o que ela sente, também estamos lhe mostrando que pode estruturar e gerir aquelas emoções.

Gordon Neufeld fala da importância daquilo a que chama lágrimas de futilidade, que acontecem sempre que a criança é confrontada com algo que não pode mudar, como os pais decidirem que é hora de desligar a televisão. Todos sabemos, e existem vários estudos que comprovam isso, que ver televisão em excesso é prejudicial para as crianças — sobretudo para as menores —, e também sabemos que a televisão tem uma espécie de efeito aditivo: quanto mais televisão a criança vir, maior dificuldade terá em fazer outras coisas, como brincar, por exemplo, que é essencial para o seu desenvolvimento. Então, se não formos capazes de limitar o tempo que os nossos filhos passam diante da TV (ou do computador, ou *tablet*), estaremos comprometendo o seu bom desenvolvimento. Mas, para isso, teremos de ser capazes de conviver com alguma frustração e lágrimas quando eles nos pedem para ligar a televisão e não deixamos ou quando não a querem desligar, sobretudo se não estiverem habituados a esse controle. Nesses momentos, é muito importante que sejamos capazes de lhes dar espaço para chorar e para conviver com a frustração que sentem. É importante que a criança saiba que aquilo que deseja não está errado e que é natural que tenha vontade de chorar. Na verdade, essa é, inclusive, a atitude mais saudável para uma criança até os 5, 6 anos de idade, período em que já começa a ser possível aprender outros modos de manifestar a frustração. Uma criança dessa idade que não chora quando se sente frustrada é uma criança que já está tomando uma atitude de defesa, que já tem algum medo de entrar em contato com seus sentimentos, e isso quer dizer que é muito mais provável que os demonstre com comportamentos agressivos. Neufeld explica que, quando a criança chora, significa que está se adaptando àquilo que não pode mudar, e isso é fundamental para que ela possa relaxar e encontrar estratégias de integrar essa tristeza. Nesses momentos a criança percebe que pode resistir à frustração, que pode se adaptar e que está tudo bem, que a relação com os seus pais não se perdeu. Isso, claro, se estivermos presentes durante essa manifestação de tristeza. Muitas vezes é mais fácil lidar com os comportamentos agressivos do que ver uma tristeza profunda nos olhos dos nossos filhos. Principalmente quando não somos capazes de entrar em contato com a nossa própria tristeza sem querermos nos defender dela. Mas a beleza de todo esse processo é que, nas crianças pequenas, essas transformações acontecem muito rapidamente e podemos ver que, se lhes dermos esse espaço para chorar e para transformar a sua frustração e a sua raiva em tristeza, poderemos assistir depois ao seu ar de alívio surgindo de forma tranquila e espontânea. Então, elas próprias vão mudar de assunto e procurar outra coisa para fazer, quando percebem que está tudo bem, que estamos presentes e que a nossa relação não mudou. Não há nada mais intenso do que sentirmos a nossa dor no coração das pessoas que amamos, sentir que, naquele momento de tristeza profunda, elas estiveram presentes, sentiram e acolheram a nossa dor. Isso é fundamental para criar uma relação de confiança ainda maior entre nós e os nossos filhos e para que eles se sintam seguros.

Quando as lágrimas acontecem em público, também é importante que sejamos capazes de protegê-los daquelas pessoas "bem-intencionadas" que dizem coisas do gênero: "Um menino tão bonito chorando, assim não gosto de você!". Nesses casos podemos dizer delicadamente à pessoa que agradecemos a sua ajuda, mas que, naquele momento, o mais adequado para o nosso filho é mesmo chorar e que devemos assegurar-lhe que gostamos muito dele, com lágrimas e tudo.

Quando as crianças pequenas não se sentem muito seguras, elas têm alguma dificuldade para entrar em contato com a sua tristeza, e isso pode estar associado a alguns problemas de ansiedade e de comportamento. Então, é essencial que a criança aprenda que pode sentir essa tristeza, porque só assim é que poderá surgir um sentimento de relaxamento e tranquilidade. Se essa tristeza não for vista e acolhida e se a criança tiver medo de deixá-la sair, no fundo, ela irá manifestar-se mais tarde em comportamentos agressivos, por exemplo. Nesses casos, é importante que ajudemos a criança a entrar em contato com a sua tristeza, para que esse comportamento desapareça naturalmente. Quando uma criança pequena nos dá um pontapé porque nos recusamos a comprar um chocolate, não precisamos nos zangar, nem lhe dizer que não pode fazer isso novamente. Basta que sejamos capazes de perceber que aquele pontapé veio de alguma parte dela que está muito frustrada e que tem muito medo de sentir a tristeza por trás daquela raiva. Então é preciso que encontremos em nós alguma empatia por essa tristeza. Mesmo que nos pareça que não comer um chocolate não será o fim do mundo, para uma criança de 3, 4, 5 anos pode ser mesmo o fim do mundo. É o fim do seu mundo naquele momento, porque ela se sente incompreendida e frustrada, e as crianças vivem só no presente. Então, se arranjarmos uma forma de compreender essa tristeza, poderemos depois encontrar uma maneira de fazer a criança senti-la, sem receios, usando uma expressão triste e uma voz sentida para que ela se permita sentir que está triste. Se isso acontecer, ela irá chorar e rapidamente esse comportamento agressivo desaparecerá, sem que tenhamos de repreendê-la por causa dele. Nesse caso também é importante que lhe asseguremos que está tudo bem entre nós e que a ligação não se perdeu. Se ficarmos zangados com o pontapé, a criança vai sentir-se insegura, e, por isso, será ainda mais difícil permitir-se sentir essa tristeza. Assim ela não poderá lidar com os seus sentimentos nem passar por essa adaptação que as lágrimas ajudam a trazer.

Nesses casos, quando queremos que a adaptação aconteça, é importante que sejamos capazes de expressar com firmeza a nossa posição. Às vezes temos medo de ser firmes porque confundimos firmeza com agressividade, mas podemos ser muito firmes e nada agressivos. É importante que a criança sinta que a nossa decisão é definitiva, porque só quando ela sentir isso é que vai deixar as lágrimas saírem, para depois poder finalmente relaxar. Se ela desconfiar de que ainda poderemos ceder (e as crianças são muito rápidas para perceber a nossa indecisão), irá continuar num estado de busca e de ativação do seu sistema simpático, que a impedirá de se adaptar, de chorar e de, finalmente, relaxar. Então, temos de procurar em nós uma voz firme e carinhosa para aqueles momentos em que sabemos que é importante que os nossos filhos confiem em nós.

Temos tendência a pensar que uma atitude mais consciente implica não nos deixarmos envolver pelas emoções e manter o distanciamento delas. Por um lado, é verdade que nos ajuda a lidar com as emoções difíceis sermos capazes de manter um certo distanciamento e uma certa capacidade de observação. Mas, por outro lado, se queremos que a outra pessoa se sinta mesmo ouvida e acolhida, é essencial que não haja nenhuma barreira entre nós e que não tenhamos medo de deixar entrar aquilo que ela está sentindo, que não tenhamos medo de nos deixar inundar por essa emoção. Não devemos evitar ou recear essa empatia. Só assim a pessoa poderá sentir que também ela pode fazer o mesmo e só assim ela poderá perceber que nenhuma emoção em si mesma é boa ou má e que pode lidar com todas. É necessário que haja, portanto, um certo equilíbrio: para não nos perdermos nessa emoção, precisamos da tal âncora que o mindfulness nos possibilita, sentindo que possuímos um centro que nos permite não ser completamente varridos e absorvidos pelo que estamos sentindo, mas, ao mesmo tempo, temos de ser capazes de deixar entrar totalmente o sentimento, as emoções e as sensações.

Pensamos muitas vezes que os nossos filhos aprendem com o que lhes dizemos, mas a verdade é que aprendem muito mais com o que fazemos. De forma inconsciente, as crianças aprendem conosco a lidar com as emoções, e, se temos medo de deixar o nosso filho chorar nessas situações do dia a dia, se temos medo de deixar que se zangue, ele irá sentir que essas emoções são assustadoras. Acabará por interiorizar que são más e irá passar o resto da vida fazendo tudo para evitá-las, o que, geralmente, traz muito maus resultados.

Então, é importante, sim, deixarmos os nossos filhos chorarem, mas também é importante que não os deixemos chorar sozinhos. Com frequência diz-se que a melhor forma de lidar com as birras é ignorá-las. Primeiro, não gosto da palavra "birra", porque implica sempre um tom pejorativo. Quando dizemos que um adulto fez birra, significa que o comportamento dele não era justificado perante aquela situação. Por esse ponto de vista, acho muito mais correto dizer que a criança se zangou e ficou frustrada do que dizer que fez uma birra. De qualquer maneira, o importante, independentemente do nome que lhe demos, é saber que ignorar uma criança que está se expressando de forma tão intensa só contribui para aumentar ainda mais a sua frustração. A criança se sente sozinha e não tem ninguém que a ajude a digerir e a integrar aquelas emoções, que se tornam tão avassaladoras que a deixam em estado de alerta. O custo de ter de lidar com essas emoções sozinha é que, mesmo que a criança pare de chorar, porque a certa altura se esgotam as suas energias, aquela emoção nunca foi integrada, nunca foi verdadeiramente estruturada. O estado de alerta em que a criança ficou por não ter ninguém que a ajudasse a lidar com aqueles sentimentos tem um preço muito elevado: faz com que tenha tendência para se sentir cada vez mais ansiosa e mais sozinha na sua ansiedade, começando a ter cada vez mais medo dos seus sentimentos, das suas emoções e das sensações que eles trazem.

Portanto, a primeira coisa a fazer se queremos criar um ambiente seguro para os nossos filhos é não ter medo de sentir as emoções mais intensas, para que eles próprios também não tenham. O segundo passo para criar empatia é sermos capazes de fazer com que sintam que acolhemos as suas emoções. Podemos ver isso como uma espécie de reciclagem: nós recebemos as emoções difíceis, intensas e desintegradas dos nossos filhos, deixamos que entrem e criamos espaço para elas, para depois sermos capazes de integrá-las, de transformá-las numa coisa mais leve, menos monstruosa e assustadora; em seguida, precisamos ser capazes de lhes devolver isso para eles sentirem que, afinal, aquela emoção não assusta tanto assim e não é o monstro que parecia ser. Então, é preciso que sejamos capazes de lhes comunicar que percebemos e, mais importante, que sentimos aquilo que eles sentem. O passo seguinte é a devolução: formular uma frase em que devolvemos à criança aquilo que ela está sentindo. Não tem de ser nada complicado, basta uma frase simples que lhe mostre que acolhemos aquele sentimento. Basta dizer "Eu sei que está triste", "Eu sei que está zangado" ou "Eu sei que você não queria ir embora", por exemplo. Isso faz com que a criança se sinta ouvida e, ao mesmo tempo, também a ajuda a estruturar e a perceber o que está sentindo. As crianças pequenas nem sempre percebem o que sentem, só sabem que aquela emoção veio como uma onda gigante, tomou conta delas e não sabem como controlá-la ou por que surgiu. A frase de empatia ajuda a criança a se organizar e é importante tanto com as mais velhas como com as pequenas, que até podem não perceber bem as palavras, mas percebem muito bem o sentido e a intenção por trás delas.

Por vezes, lemos algumas coisas sobre essa questão da empatia e da reflexão ou devolução, e acabamos por fazê-lo de uma forma um pouco mecânica, mas isso não basta. As crianças decifram perfeitamente os nossos sinais, a comunicação não verbal, e percebem se estamos sentindo o que dizemos ou se fazemos as coisas de modo mecânico. Então, é muito importante que essa reflexão seja feita não só com as palavras, mas também com o coração e até com o corpo.

Quando falamos com uma criança sobre o que está sentindo nesses momentos intensos, isso também lhe permite fazer a integração das suas estruturas cerebrais: quando a criança está descontrolada, sentindo uma emoção forte, quer dizer que perdeu a cabeça e que só o sistema límbico está sendo acionado. Se a fizermos pensar um pouco sobre o que está sentindo, isso fará com que o córtex também fique ativo — assim, faz-se a integração das duas estruturas e torna-se possível gerir melhor as suas emoções. Para que isso aconteça, esperamos um pouco, a fim de que as emoções mais intensas sejam digeridas, e, logo que seja possível, convidamos a criança a falar daquilo que aconteceu e do que está sentindo.

Comunique segurança

A teoria polivagal lembra-nos de que estamos constantemente avaliando a comunicação não verbal das pessoas, e por isso existem certos aspectos da nossa linguagem corporal que podem ajudar a criar segurança na pessoa com quem nos comunicamos. Ou seja, pode ser mais importante a maneira como dizemos as coisas do que aquilo que dizemos.

Segundo essa teoria, é importante que sejamos capazes de olhar a criança nos olhos para que ela se sinta ouvida e segura. Quando o fazemos com naturalidade, abrimos ligeiramente mais os olhos, elevando um pouco as sobrancelhas, dando-lhe sinais de que estamos ouvindo genuinamente o que diz e entendendo o que sente. Ao fazermos isso, os músculos do ouvido médio se contraem, fazendo com que nos seja mais fácil ouvir a voz humana, o que quer dizer que estaremos mais atentos ao que a criança nos disser. Dan Siegel sugere que, sempre que queiramos nos fazer ouvir, nos coloquemos numa posição que nos permita ficar com os olhos um pouco abaixo do nível dos olhos da criança, para diminuir as probabilidades de que ela fique em alerta e se sinta intimidada.

A teoria polivagal também realça a importância de não falarmos muito alto, de sermos capazes de manter um tom de voz tranquilo e com uma prosódia (ritmo e entoação do discurso) natural. Isso é o que acontece naturalmente quando estamos tranquilos e equilibrados, mas, mesmo que estejamos um pouco ansiosos, se tentarmos ter em conta esses aspectos, também ficaremos mais calmos. A neurocepção funciona nos dois sentidos, por isso o comportamento que adotamos também acaba por transmitir sinais importantes de que não representamos ameaça.

No exemplo concreto da criança de 2 anos que desata num berreiro porque não quer sair do *playground*, podemos nos abaixar para ficar na altura dela, para olhá-la nos olhos e dizer simplesmente, com uma voz tranquila e natural: "Eu sei que você está zangado, ou triste, por termos de ir embora", ou o que for mais adequado.

Aqui também é importante que conheçamos os nossos filhos e que sejamos capazes de agir de acordo com a sua idade: com uma criança menor, pode ser adequado pegá-la no colo e dar-lhe um abraço, pois o contato físico costuma ser um bom ativador do sistema social. Porém, esse abraço precisa ser dado no tempo certo, quando a criança está preparada para recebê-lo, e desde que faça sentido naquele momento e que possa ajudar a criança, não apenas por querermos que ela se cale o mais depressa possível porque todas as pessoas no *playground* estão olhando para nós e pensando que não sabemos controlar o nosso filho.

O contato físico é sempre um bom ativador do circuito social, e por isso é um recurso que funciona em muitos casos quando as crianças estão nervosas. Porges cita alguns estudos com crianças que tinham dificuldades na leitura, em que o número de palavras que conseguiam ler por minuto aumentava substancialmente quando estavam lendo simplesmente encostadas a um cão. Não é por acaso que surgem cada vez mais terapias para problemas de desenvolvimento ou neurológicos em que se põem as crianças a conviver com animais.

> O meu filho, então com 3 anos, ajudou-me a perceber a importância do contato físico quando ia de ônibus levá-lo à escola. Nesse dia, ele carregava um brinquedo que não estava funcionando bem: umas vezes acendia, outras não. Estava ficando bastante irritado, mas não queria largar o brinquedo, e batia com ele no banco e reclamava de uma forma bem audível, a tal ponto que comecei a achar que podia aborrecer as pessoas que estavam à nossa frente, que começavam a virar a cabeça para trás cada vez que ele reclamava. Primeiro tentei consertar o brinquedo, mas não consegui, depois tentei explicar-lhe que não valia a pena ficar zangado, porque isso não ia fazer o brinquedo funcionar, mas ele estava inconformado, não desistia de querer que o brinquedo funcionasse e reclamava cada vez mais alto. Até que comecei eu própria a ficar irritada com a irritação dele, e resolvi ameaçar tirar-lhe o brinquedo se não parasse com aquilo. Claro que isso não só não resolveu como ainda agravou o problema e o fez chorar mais alto.
> Tive então um momento mindful; percebi que não serviria de nada ficar zangada, ralhar ou ameaçar numa situação daquelas e lembrei-me de que ele devia estar com muito sono porque tinha dormido pouco no dia anterior. Fiz-lhe um afago no braço e ele encostou a cabeça ao meu corpo. Disse-lhe que sabia que estava cansado e com sono, e fiquei algum tempo lhe fazendo carinho, com ele encostado a mim. Depois desse gesto tão simples, o brinquedo que não funcionava perdeu toda a importância e a irritação e a rabugice desapareceram como que por magia.

No nível fisiológico, o que terá acontecido é que aquele contato físico provavelmente o ajudou a sair do estado de alerta mais reativo em que se encontrava por ter dormido pouco, tendo-lhe permitido relaxar e sentir-se seguro, mesmo com os sinais de desconforto que o seu organismo estaria lhe enviando. Em seu livro sobre parentalidade com apego, o conhecido pediatra americano dr. Sears e sua mulher, Martha Sears, contam que, quando seus filhos estavam mais rabugentos e reativos, usavam com eles um *sling* (faixa de suporte junto ao peito do adulto) de argolas que lhes permitia manter o contato físico e fazer aquilo que eles chamavam de *time in* — por oposição ao *time out* — e que era suficiente para alterar os seus estados para um humor mais positivo. Então, muitas vezes, quando as crianças estão mais difíceis, aquilo de que precisam mesmo é nos sentir mais perto e que sejamos capazes de nos lembrar que podemos reabrir essa ponte entre os nossos corações com um abraço ou um colo acolhedor: todos os problemas ficam mais fáceis quando temos alguém que esteja disposto a dividi-los conosco, e toda a tensão pode desaparecer mais facilmente com um abraço ou um toque que nos acolha de verdade.

Eduque para os limites com respeito

A questão dos limites é muito falada na educação. Mas, para dizer a verdade, essa é uma palavra que me desperta algumas reações adversas, porque acredito que é das mais mal compreendidas na área.

Diz-se com frequência que as crianças precisam de limites e que, sem eles, não conseguem organizar-se. Outras vezes diz-se que, se não lhes impusermos limites, as crianças irão tornar-se monstros egoístas e ditadores que nunca mais terão interesse em ouvir ou fazer o que lhes pedimos. Nessas visões está implícita a ideia de que quase precisamos criar oportunidades de frustração para que as crianças aprendam os tais limites.

Antes de qualquer coisa, é preciso lembrar que a vida já é ela própria feita de limites, eles existem naturalmente. Um bebê encontra os seus limites sempre que tenta pegar um objeto que está fora do seu alcance e não consegue pegá-lo, por exemplo. E é bom que conviva com essas pequenas frustrações que servem para ativar o seu sistema de resposta ao estresse apenas o suficiente para que ele crie alguma resiliência. Os pais que deixam os filhos chorando propositadamente julgam que estão contribuindo para criar essa resiliência, mas é com essas pequenas frustrações, que podem ser geridas sem que o bebê fique em pleno estado de alerta, que ela pode ser treinada. Então precisamos, também nós, pais, aprender os nossos limites, e um deles passa por deixarmos a criança vivenciar as pequenas frustrações do dia a dia sem necessidade de intervirmos imediatamente. A mesma coisa acontece com uma criança que começa a andar ou que descobre que sabe correr, e que quer explorar a casa e a rua. Ou com uma criança que começa a querer trepar pelas escadas ou nas árvores. É fundamental que sejamos capazes de lhes criar um ambiente seguro, mas, ao mesmo tempo, deixá-las explorar os seus limites. Em Portugal, temos o péssimo hábito de não deixar as crianças andarem livremente na rua. Quando o meu filho já era capaz de correr ou de andar mais depressa, sempre o deixei correr até o fim de ruas que já conhecíamos bem, em que não o perdia de vista e em que tinha certeza de que não haveria perigo. Nunca o deixava chegar à avenida e ele também sabia que não podia atravessá-la sem me dar a mão, que era uma das nossas regras, mas não havia dia em que não aparecesse alguém aflito porque ele podia cair ou porque podia acontecer-lhe alguma coisa, e constantemente ouvíamos que ele não deveria correr.

São estes os limites que as crianças mais precisam aprender: os limites dos seus próprios corpos. As crianças aprendem depressa que quando caem podem se machucar, que não conseguem correr tão depressa como gostariam ou que não podem trepar tão alto como desejariam. Também aprendem depressa que não podem ficar para sempre no *playground*, ou que não está sempre sol como gostariam, ou que a água do mar não está tão quente ou tão calma como lhes conviria, ou que os amigos não podem estar sempre juntos. As crianças percebem depressa que a vida não é feita só do que elas gostam, e esses limites são reais, existem, não vale a pena inventar mais.

Aquilo de que as crianças mais precisam é que lhes proporcionemos espaço para descobrirem os seus próprios limites e os limites naturais da vida, e que estejamos presentes para lhes dar apoio sempre que essas descobertas se tornam dolorosas. Os limites que as crianças mais precisam aprender não são os delas, mas sim os nossos: precisam saber que, se lhes pedirmos que não ponham a televisão muito alto porque nos dá dor de cabeça, esse é um limite nosso, que deve ser respeitado porque é importante aprender a ter em conta o bem-estar dos outros. Mas isso só pode fazer sentido para uma criança se os seus próprios limites forem respeitados. Sim, porque ela também tem limites. Quando obrigamos uma criança a comer algo que ela não quer de jeito nenhum, não estamos respeitando os seus limites. Quando arrastamos uma criança pela mão sem ter a mínima consideração pelo seu desejo de continuar no mesmo lugar, não estamos respeitando os seus limites. Quando forçamos uma criança a dar um beijinho em uma tia que ela mal conhece e a quem não quer dar beijos, não estamos respeitando os seus limites. Então, a melhor maneira de ensinar uma criança a respeitar os nossos limites é começando por respeitar os dela.

Por exemplo, se a criança não quer mesmo comer os brócolis, podemos nos perguntar qual é a nossa prioridade aqui: é fazer com que o nosso filho se alimente bem, certo? E será que existe outra forma de se alimentar bem sem comer aqueles brócolis? Que alternativas podemos oferecer? Podemos dá-los como sopa, substituir por outro legume com nutrientes parecidos ou por alguma fruta.

Não precisamos ter medo de negociar com os nossos filhos. Pelo contrário, isso mostra-lhes que levamos em conta os sentimentos deles, que respeitamos os seus gostos e as suas ideias, e ajuda-os também a pensar e a compreender as coisas e a nossa preocupação. Isso não significa que nunca mais colocaremos brócolis no prato. Podemos continuar a fazê-lo, até porque as crianças às vezes precisam se familiarizar com as coisas antes de terem coragem para prová-las, mas, se já chegamos à conclusão de que não adianta, podemos simplesmente procurar alternativas e dar tempo à criança para que, um dia, possa mudar de opinião.

Claro que há horas em que não se pode negociar e também temos de ter a certeza de que a criança já entende esse tipo de negociação, mas a verdade é que dar aos nossos filhos algum tipo de controle sobre as suas vidas e sobre as suas escolhas facilita muito a vida dos pais, ao mesmo tempo que também ensina-os a pensar, a tomar decisões e a serem mais autoconfiantes.

Isso não quer dizer que tudo deva ser negociado. É importante darmos esse espaço de negociação à criança, mas também é importante que não abdiquemos do nosso papel de guias. As crianças nem sempre sabem o que é melhor para elas, nem sempre sabem que quando estão cansadas precisam dormir e nem sempre sabem que tomar sorvete no almoço e no jantar no lugar da comida lhes faz mal.

Por isso é importante que tenhamos a capacidade de orientá-las com esse tipo de decisão e é fundamental que elas sejam capazes de confiar em nós quando as tomamos. Muitas vezes temos tendência a cair em dois extremos: ou estamos constantemente impondo a nossa vontade à criança (o que não lhe dá grande espaço para se descobrir), ou não impomos absolutamente nada. Existem muitos pais, hoje em dia, que têm medo de se impor ou de negar aos filhos algumas coisas. A palavra "hierarquia" nem sempre é bem vista nos nossos dias, mas, na verdade, ela é essencial entre pais e filhos, e, quando não existe, pode provocar muita ansiedade nas crianças, que ficam sem a possibilidade de aprender a confiar e a encarar os pais como guias e orientadores, capazes de fazer com que se sintam seguras e protegidas.

E, mais uma vez, nos limites, como em todo o resto, precisamos saber que há momentos para ceder, para negociar e para voltar atrás, e que há outros em que as regras têm de ser cumpridas. O ideal, na verdade, é que não existam muitas regras, mas que as que existem façam sentido e sejam mesmo respeitadas, com firmeza, mas também com muito carinho e empatia. E nunca deixar uma criança pequena entregue a si própria quando a frustração e a tristeza se tornam muito intensas. É igualmente importante que os nossos filhos saibam e sintam que somos capazes de aceitá-los com todas as suas partes: as tristes, as zangadas e as frustradas. Porque só assim eles podem aprender a se aceitar e aprender que nada de mal acontece quando lidam com as emoções, mesmo as mais difíceis.

Respeite-lhes a contravontade

A possibilidade de dar escolha aos nossos filhos em algumas situações pode ser uma boa forma de evitar as teimas, os choros e as frustrações. Gordon Neufeld explica isso com mais um conceito importante: o da contravontade. Ele afirma que todas as crianças têm essa contravontade, que nada mais é do que um mecanismo da natureza e do instinto para proteger o desenvolvimento da vontade da criança, ainda muito frágil quando ela é pequena: quanto mais nova for a criança, mais frágil será a sua vontade própria.

As crianças são muito influenciáveis, mas é importante que aprendam a não ser assim, e que aprendam a fazer as suas escolhas, a tomar as suas decisões e a seguir o seu caminho. Neufeld explica que essa contravontade é como uma espécie de vedação que aparece em torno da vontade da criança e que precisa ser mais forte quanto mais frágil for a vontade. Por isso, muitas vezes, as crianças que nos parecem as mais resistentes e que fazem mais "fita" são também, de certo modo, as mais frágeis: com medo de perderem essa frágil noção que têm de quem são e do que querem, resistem mais às influências exteriores. Nesses casos em particular, mas também em todos os outros, não vale a pena entrar em grandes embates com as crianças, porque, quanto mais lutamos, mais necessidade elas sentem de se proteger, resistindo.

A forma de contornar isso com crianças pequenas passa por não confrontá-las diretamente, por tentar antes desviar o seu interesse das tomadas elétricas, por exemplo, quando se sentem fascinadas com essa descoberta. Com crianças um pouco mais velhas, sempre que precisamos que façam algo que tem mesmo de ser feito, a ideia é incluir uma escolha para que não encarem o nosso pedido como uma imposição. Com uma criança de 2 ou 3 anos que precisamos vestir para sair de casa e que não está minimamente interessada em colaborar, podemos permitir que escolha entre dois casacos ou dois pares de sapatos ou dois vestidos, por exemplo. Quando se trata de crianças mais novas, especialmente se não estão colaborando, não vale a pena dar-lhes muitas escolhas, porque podem sentir-se perdidas, mas podemos pegar duas opções e perguntar-lhes qual preferem. Isso pode ser uma forma fácil de motivá-las e de levá-las mais facilmente a fazer o que pedimos. Nesse caso, a ideia é fazê-las sentir que têm algum controle. É importante que as crianças sintam que podem controlar algumas partes da sua vida.

Voltando à criança pequena que não quer sair do *playground*, muitas vezes dá resultado perguntar com voz firme se quer ir a pé ou no colo, ou, se for possível, deixá-la escolher entre dois caminhos. Pode acontecer que, mesmo assim, a criança não se mostre interessada em escolher o que quer que seja, mas aí, na maior parte das vezes, basta dizermos que nesse caso nós mesmos faremos a escolha, e elas tomam de imediato a iniciativa. A fim de gerirmos melhor essas situações, é importante conhecermos bem os nossos filhos e, mais uma vez, termos consciência dos seus limites, porque cada criança tem o seu tempo para interromper uma atividade e partir para outra. Se algumas podem estar tranquilamente fazendo um desenho e dar um pulo da cadeira, sair correndo e se vestir, assim que lhes dizemos que vamos sair para a festa do amigo, outras podem precisar de um pouco mais de tempo, mesmo que seja para fazer algo que querem muito. Nesses casos, é importante saber que precisamos avisá-las com alguma antecedência para que tudo funcione, dando-lhes o tempo de que precisam para se organizar. Assim como há crianças que nunca seriam capazes de sair de casa sem arrumar o que estavam fazendo, por exemplo (parece mentira para muitos pais, eu sei, mas existem), outras estão sempre prontas para largar tudo e sair imediatamente. Quando vamos sair da casa dos amigos ou de uma festa em que estavam se divertindo, por exemplo, podemos repetir algumas vezes que faltam cinco ou dez minutos para ir embora, para que tenham tempo de se organizar mentalmente. E podemos também fazê-lo contando já com algum espaço para negociação. Se pedirem só mais cinco minutos e nós cedermos, significa que estamos levando os seus sentimentos em conta e respeitando os seus pedidos e opiniões, o que ajuda a criar a tal ligação que torna mais fácil fazer com que nos obedeçam.

Também não precisamos ter vergonha ou receio de ceder quando os filhos nos pedem algo que só na hora percebemos que é mesmo importante. Por vezes não cedemos perante certos pedidos, mas, ao vermos como a criança ficou devastada com a negativa, podemos perfeitamente dizer que não tínhamos percebido que isso era assim tão importante e que, se é mesmo essencial, então podemos fazer-lhe a vontade. Isso, é claro, nas situações em que é possível. Essa mudança não nos faz parecer fracos ou maus pais, como tantas vezes tememos, faz apenas com que os nossos filhos percebam que os ouvimos, acolhemos e respeitamos.

Muitas vezes se diz que precisamos ser coerentes e que não podemos ceder quando impomos limites, mas a única coerência que é realmente fundamental em qualquer relação é a de estarmos sempre prontos a ouvir o outro e a acolher os seus pontos de vista e sentimentos. Os pontos de vista dos nossos filhos são muitas vezes diferentes dos nossos, e pode haver momentos em que percebemos que, afinal, eles até têm razão naquilo que estão pedindo. Ceder, nesses casos, não é ser mau pai ou má mãe, é ser apenas humano e admitir que, apesar de sermos mais velhos e de impormos algumas regras, não somos inflexíveis nem donos da verdade.

É verdade que não devemos ceder apenas por receio de ver os nossos filhos chorar ou gritar, ou de ficarem um pouco mais descontrolados, mas isso não significa que não possamos ceder nunca.

Evite os castigos e as palmadas

Muitos pais pensam que precisam castigar os filhos ou lhes dar uma palmada de vez em quando para que entendam aquilo que não podem fazer, mas, na verdade, esse tipo de atitude, se for adotada com frequência, não só não dá resultado como pode agravar os problemas.

Gordon Neufeld fala muito da questão dos castigos, especialmente daqueles a que em inglês se chama *time out* — em que a criança é colocada num cômodo à parte, ou no canto de um cômodo comum, sozinha, sem poder fazer nada, para que pense naquilo que fez de errado. Neufeld explica que esse tipo de castigo serve para ameaçar retirar da criança aquilo de que ela mais precisa: o apoio, o amor e a presença dos pais. Se a criança fez algo de errado, foi repreendida e posta de castigo, o que ela sente é que o amor dos pais, naquele momento, está em perigo. Sente que não está sendo aceita, que está sendo rejeitada. Se, além da repreensão, ainda a obrigamos a ficar sozinha durante algum tempo em que nos mostramos totalmente indisponíveis, isso é duro demais para que ela possa suportar.

Quando a criança se sente mal, como acontece quando faz algo de errado e é repreendida, o seu instinto lhe diz que deve procurar os pais. Se nesse momento ela sentir que aquele amor pode estar em risco e que houve uma ruptura, então o instinto lhe diz que deve tentar repará-la o mais depressa possível. Mas, se está isolada, sozinha no quarto ou em outro lugar qualquer de castigo, não poderá seguir esse instinto, não poderá fazer nada para reparar a ruptura, para recuperar o amor e a aceitação dos pais. Isso pode ser tão duro que, se esse recurso for usado com frequência, a única saída para essa criança será negar que precisa desse amor, que existe nela esse instinto de reparação e de vinculação — o que só irá fazer com que os problemas de comportamento aumentem, porque uma criança que não tem o instinto de querer ligar-se aos pais também é uma criança que já não precisa agradar a eles. E, se isso acontecer, o mais provável é que a criança passe, cada vez mais, a orientar-se para os pares, fazendo com que a opinião que os pais e outros adultos têm dela seja cada vez menos importante. É por isso que, na maior parte das vezes em que se usa com frequência esse tipo de castigo, a certa altura os pais começam a sentir que ele já não serve de nada e que precisam recorrer a medidas mais duras.

Outro castigo que também se tornou comum é a retirada de privilégios ou objetos de que a criança gosta. Esse tipo de castigo, apesar de não pôr tão diretamente em risco o vínculo da criança com os pais, acaba por não favorecê-lo muito, uma vez que a criança se sente desrespeitada e incompreendida.

Na verdade, o problema maior desse tipo de castigo é o fato de não ensinar à criança as verdadeiras razões pelas quais não deve se comportar de determinada maneira, limitando-se a fazer com que ela se comporte da maneira que nós queremos apenas para não perder esses privilégios ou objetos. Com o tempo, mais uma vez, isso fará com que a criança se distancie de nós, impede-a de pensar sobre os afetos e sobre as consequências dos seus atos e faz com que aja apenas em função daquilo que quer obter.

Quando pensamos que uma criança tem um determinado comportamento que nos parece errado e que julgamos que é importante corrigir, não podemos perder de vista o que é fundamental e que nos permite ter uma oportunidade real de influenciar o comportamento dos nossos filhos: a relação que mantemos com eles. Por isso, na maior parte das vezes, a forma de modificar o comportamento dos filhos passa mais por termos consciência de como eles sentem essa relação e por encontrarmos estratégias que nos permitam solidificar a ligação que existe entre nós.

Em oposição aos castigos, também as recompensas devem ser evitadas, pois não ensinam a criança a pensar nas suas ações e limitam-se a fazer com que aprenda que se fizer X receberá Y. Isso faz com que se foque apenas nos resultados exteriores, que é justamente o oposto do que o mindfulness nos propõe: aquilo que aprendemos quando nos tornamos mais conscientes é que a verdadeira felicidade vem de sermos capazes de seguir o coração e de ouvir a consciência. Para sermos felizes e capazes de nos tornar pessoas realizadas, é essencial aprendermos a fazer escolhas com base no que sentimos, com base nos valores e na consciência, e não apenas em função daquilo que vamos conseguir.

Uma criança que só arruma o quarto porque lhe damos dinheiro ou um jovem que só tem boas notas porque lhe prometeram que poderia ir acampar com os amigos, por exemplo, é alguém que não está aprendendo a se conhecer, nem aprendendo a viver de acordo com os seus valores ou com o momento presente.

O mesmo acaba por acontecer com os elogios constantes. Vivemos numa época em que se fala muito de psicologia positiva, e nem sempre se percebe exatamente o que quer dizer esse termo. A psicologia positiva é uma área de estudo que se concentra em perceber o que nos torna mais felizes, mas isso não significa que tenhamos de nos focar apenas no que é bom. Como já vimos, é importante que os nossos filhos aprendam também a lidar com as emoções negativas, como o choro, a raiva e a frustração. Por vezes gera-se a ideia de que temos de usar o chamado reforço positivo para educar, e que este é muito mais eficiente do que a punição ou o castigo. Cria-se a ideia de que, se fizermos muitos elogios e dermos muitas recompensas e nos focarmos só no que é bom, nossos filhos vão ser mais felizes. Mas isso não é verdade.

> Isso me faz lembrar o exemplo de Maria, uma senhora com cerca de 70 anos que frequentou um dos meus *workshops* e que partilhou com o grupo uma história que me marcou. Maria contou que tinha perdido a mãe aos 2 anos de idade e que todas as pessoas à sua volta tinham tentado protegê-la ao máximo dessa dor. Os familiares acreditavam que, por ser tão pequena, não poderia ter memórias dessa dor e poderia esquecer facilmente a mãe se a tratassem bem e tentassem arranjar formas de fazer com que se sentisse contente. Por isso, acharam que o melhor seria continuarem a vida como se nada tivesse acontecido e tentarem fazer de tudo para que ela risse ou se divertisse para acreditarem que era feliz. Contou que sempre fora muito acarinhada e até mimada pela família inteira, que, de algum modo, tentava compensá-la pela perda que sofrera. Ao longo de quase toda a sua vida essa senhora acreditou que tinha tido uma infância feliz e que, apesar de tudo, tivera muita sorte. No entanto, havia muitas coisas nela, e na forma como lidava com a vida, que não

conseguia compreender e que pareciam não estar de acordo com a imagem que tinha de si própria. Só muito recentemente é que Maria começara a perceber que, afinal, a sua infância não fora nada feliz e que as tentativas de protegerem-na da sua própria dor e de nunca a deixarem chorar ou zangar-se pela morte da mãe tinham-lhe feito mais mal do que bem. Agora, aos 70 anos de idade, disse-me que precisava aprender a zangar-se e finalmente ter espaço para chorar a morte de sua mãe.

Uma criança que fica dependente das recompensas ou dos elogios não é uma criança feliz. A felicidade não vem do reconhecimento exterior, mas sim de aprendermos a nos sentir bem conosco, mesmo quando esse reconhecimento exterior não existe. A felicidade vem de não termos de procurar constantemente a aprovação e o reconhecimento dos outros, mas de sentir que encontramos o nosso lugar no mundo, independentemente daquilo que os outros acham. Então é extremamente importante que ensinemos os nossos filhos a descobrir o que gostam de fazer e também a entender que têm de respeitar os outros, e isso não se consegue por meio de castigos, recompensas ou elogios, mas fazendo com que se tornem cada vez mais conscientes de si mesmos. Quando os nossos filhos fazem algo que nos impressiona ou que é importante para eles, o fundamental é estarmos preparados para celebrar com eles essa conquista. Partilhar o seu sentimento de vitória é muito mais construtivo do que dizer que fizeram muito bem alguma coisa.

Claro que, se o nosso filho fez algo que nos impressionou de verdade, também não devemos esconder isso. O importante é sermos capazes de tratar os filhos com sinceridade e não usar elogios ou atitudes apenas para condicionar ou manipular o comportamento deles.

Bater é algo que deve estar fora de questão se queremos adotar uma atitude mais consciente. Em primeiro lugar, bater numa criança é tão errado quanto bater num adulto. O fato de as crianças serem pequenas não significa que tenham menos direitos, e o direito à integridade física é um direito fundamental. Se não batemos no marido, na mulher ou em quem vai nos chateando pela vida afora, então também não temos o direito de bater nos nossos filhos.

Muitos adultos que batem nos seus filhos fazem-no com a justificativa de que também apanharam quando crianças e não lhes fez mal. Acredito que dizem isso porque já não são capazes de entrar em contato com aquilo que sentiram na época, porque um dos mecanismos de defesa mais comuns para nos protegermos das feridas antigas é justamente a negação: queremos muito acreditar que não há nada ali que ainda nos doa, porque, se tivermos de voltar atrás e lidar com a dor e com a mágoa que ficaram esquecidas e guardadas durante tantos anos, teremos muito medo de nos perder nesse sofrimento que há tanto tempo recalcamos. Ou então, à custa de tanto negar os nossos sentimentos, acabamos mesmo por nos esquecer de que eles existem, a tal ponto que já nem somos capazes de imaginar o contrário.

Tal como os castigos de isolamento, bater numa criança põe em xeque o seu instinto, porque afinal a pessoa que deveria protegê-la é justamente aquela que a está agredindo. Uma palmada, por mais bem-intencionada que seja, não deixa de ser uma agressão física, algo que, por si só, traz sempre uma sensação de ameaça. Se isso acontecer com frequência, a criança fica perante um dilema que, para ela, não tem solução: a mesma figura que deveria protegê-la é aquela que a faz sentir-se em perigo, e, como já vimos, nos casos mais extremos é justamente esse o mecanismo que está na origem do apego do tipo desorganizado, em que a criança se desliga dos pais.

Só a partir dos 6, 7 anos é que as crianças começam a ser capazes de acomodar a ideia de que duas coisas aparentemente contraditórias podem coexistir, ou seja, enquanto adulta eu sou capaz de pensar que a minha mãe gosta de mim mas às vezes fica sem paciência, ou que eu gosto muito dos meus pais mas às vezes também me zango com eles. Isso requer uma capacidade de pensamento elaborada, que uma criança ainda não tem e que, apesar de começar a se desenvolver nessa idade, ainda precisa de muitos anos de maturação para ser verdadeiramente possível.

Para uma criança pequena, as coisas ou são pretas ou brancas, pois ela não tem capacidade de assimilar o fato de nada ser apenas bom ou mau, não consegue perceber que podem existir dois lados na mesma moeda e que a vida está repleta de tons cinza. Na verdade, existem muitos adultos que ainda não são capazes de perceber isso de uma forma sofisticada. Por isso, a única estratégia que a criança encontra para lidar com a agressão é tentar bloquear todas as sensações provocadas por aquele acontecimento e tudo o que está associado a ele. A criança cria uma dissociação daquilo que está sentindo porque não tem capacidade de integrar de outro modo a situação que é muito ameaçadora, intensa e assustadora. Esse mecanismo de dissociação pode ser também uma das razões pelas quais muitos adultos que foram agredidos pelos pais já não são capazes de se ligar ao sofrimento que esse comportamento provocou.

Mas, mesmo nos casos mais leves — quando falamos daquilo a que erradamente chamam de palmada pedagógica —, a verdade é que continua sendo uma agressão. Sempre que nos provocam dor, mesmo que seja ligeira, isso é sentido como uma ameaça à nossa integridade, porque, para além desse instinto de vinculação que é posto em xeque, também temos um instinto básico de proteção que nos leva a evitar a dor.

Além disso, quando um pai ou uma mãe batem numa criança, geralmente fazem-no por causa de uma sensação de frustração ou de desespero da sua parte, pela sensação de que, naquele momento, não conseguem fazer mais nada para chegar aos filhos e modificar seu comportamento. A sua raiva tornou-se tão intensa que não foram capazes de controlar o impulso de bater, então, além da questão física, há aqui também a questão psicológica: a criança sente toda essa agressividade e acaba interiorizando que foi por sua culpa que o adulto perdeu o controle. Isso fará com que sinta que é má, tão má que os pais nem conseguem manter a calma, o que lhe transmite a mensagem de que há algo de profundamente errado com ela. Esse sentimento pode se tornar devastador, e, muitas vezes, acompanha a pessoa por toda a vida.

Sempre que um pai ou uma mãe perde a paciência e o controle, aquilo que o filho sente é que, nesse momento, não é acolhido na sua presença, e essa necessidade de pertencimento insatisfeita pode se tornar um sentimento verdadeiramente destrutivo para a criança.

Essa sensação de que há algo errado com ela, ou de que não é aceita, gera um sentimento forte de vergonha que muitos pais pensam que será benéfico, porque assim a criança não voltará a repetir o comportamento que lhe deu origem. Acontece que isso não é verdade. Esse sentimento de vergonha é das coisas mais corrosivas que podemos fazer uma criança sentir. Esse sentimento tem uma fisiologia muito concreta: ativa o sistema simpático e desperta a resposta de luta ou fuga (nesse caso, mais a fuga) de uma forma automática e intensa. Isso quer dizer que toda a fisiologia da criança se altera quando ela se sente indigna do amor dos pais, fazendo com que todos os seus instintos mais básicos, de integração e de acolhimento, sejam frustrados.

Se a criança não consegue satisfazer os instintos de pertencimento e aceitação pelos pais, por ser vítima de comportamentos agressivos, irá procurar alguma forma de minimizar a dor... tentando ignorar esses mesmos instintos. Por isso, tal como acontece com os castigos, com a agressão física a criança aprende a ignorar o instinto de vinculação, e isso pode chegar a um ponto em que parece já nem se importar muito de levar umas palmadas, como muitos pais constatam. Mas o pior de tudo é que esse "desligar dos instintos" quer dizer que a criança é forçada a aprender a ignorar os seus sentimentos mais básicos, com medo de ser magoada e de se tornar muito vulnerável.

A grande questão

Como se controla uma criança sem castigos e sem palmadas?

Para responder a isso, em primeiro lugar é preciso abandonar a ideia de que as crianças precisam ser controladas. Uma criança precisa ser aceita, precisa ter uma boa ligação com o pai e/ou com a mãe e, se isso acontecer, nas coisas importantes a criança irá facilmente deixar-se guiar. Se a ligação existir, se for sólida e se não for constantemente posta em xeque, a criança saberá que pode confiar nos seus pais, e confiar nos pais implica que, nas decisões importantes, a palavra deles conta muito.

Quando os pais confiam na criança, também sabem que esse instinto está presente e deixam que a sua natureza floresça. Podem ter um filho que até resiste em algumas coisas, mas que também se torna fácil de orientar quando é preciso fazê-lo, porque se entrega e deixa o seu instinto funcionar. É uma criança que confia.

Uma criança a quem os pais batem ou castigam sempre que querem lhe mostrar que não pode fazer algo, ao fim de algum tempo até pode deixar de ter esse comportamento, mas o mais certo é que apareçam outros ainda mais graves, porque a criança deixou de se sentir segura e acolhida. Então é muito fácil que deixe de confiar nos pais.

Deixar de confiar nos pais é, por um lado, deixar de aceitá-los como guias ou orientadores, mas é também deixar de confiar em si própria e nos seus instintos. Uma criança que deixa de confiar nos seus instintos é uma criança com muito mais tendência para fazer coisas erradas, porque perdeu a sua bússola: os instintos de ligação e a confiança nos pais. É uma criança que deixou de procurar referências nos adultos e que, pela sua idade, ainda não tem capacidade para encontrá-las em si própria.

Nenhuma criança ou adolescente se porta mal por ter apanhado pouco. Mas há muitas crianças e adolescentes que se portam mal justamente porque apanharam demais, e cada uma dessas palmadas deixou uma marca em sua capacidade de criar vínculos saudáveis e na sua capacidade de se sentirem bem, seguros e felizes consigo próprios. Cada uma dessas marcas pode ser mais um passo na direção de um comportamento menos ajustado, mais inadequado e, sobretudo, no caminho de um coração que sofre, muitas vezes a ponto de precisar se desligar de si próprio para não ter de lidar com essa dor diariamente.

Quando uma criança se desliga de si, também se desliga dos pais e dos outros adultos e deixa de querer agradar a eles. Uma criança que perdeu o desejo de agradar é alguém que ninguém conseguirá controlar. Mesmo que sejamos capazes de arranjar uma maneira de eliminar um determinado comportamento, se não formos capazes de encontrar o caminho para o coração das nossas crianças, então não haverá maneira de fazê-las seguir qualquer tipo de orientação nossa.

Sempre que achamos que uma criança se porta mal com frequência, a primeira coisa a fazer é olhar para a ligação que temos com ela. Precisamos perceber se ela se sente segura conosco, como diz Gordon Neufeld, precisamos saber se ela se sente convidada a existir na nossa presença. E é tão simples ou tão complicado como isto: a única forma que temos de influenciar o comportamento de uma criança é certificando-nos de que ela quer nos agradar e que nos aceita como guias, e, para isso, é fundamental termos a certeza de que esse vínculo ainda está intacto. Não adianta querer corrigir comportamentos sem nos focarmos no contexto em que eles acontecem: a relação. É essa relação que temos com os nossos filhos, e que eles têm conosco, que deverá estar sempre na base de tudo e que deverá ser o foco central da nossa preocupação. Se eu um dia tiver vontade de bater no meu marido, para além da empatia, uma das coisas que provavelmente me impedirá de fazê-lo será a preocupação com a relação. Porque se eu batesse nele, ela seria fortemente afetada, como é óbvio. Então é isso que precisamos ter em mente sempre que quisermos bater nos nossos filhos ou castigá-los: mais do que pensar se isso irá eliminar ou não determinado comportamento (e na maior parte das vezes não elimina, pelo menos não na primeira vez), deveremos pensar no que isso fará à relação que temos com eles. Fortalecer a ligação e convidar a criança a sentir-se segura conosco tem de ser a prioridade quando queremos lidar com algum problema de comportamento. Quando as crianças estão constantemente fazendo coisas que nos provocam, não estão à procura de limites, como tantas vezes se diz. Quando uma criança faz repetidamente coisas que nos provocam e que mexem conosco, significa que, pelo menos naquele momento, ela não está se sentindo acolhida e ligada a nós. Por isso precisa nos provocar, porque os seus instintos lhe dizem que essa ligação é essencial e porque a única forma que ela encontra naquele momento de preencher esses instintos e de nos sentir mais presentes é nos fazer ficar zangados com ela. Se conseguir que concentremos nela a nossa atenção, pode sentir que, ainda que pense que há algo de errado, pelo menos nos importamos com ela, tanto que até nos descontrolamos por sua causa.

Nesses casos, não precisamos aceitar o comportamento da criança, mas precisamos sem dúvida encontrar formas de lhe mostrar que a aceitamos, e que estamos presentes, sem que precise procurar estratégias para sentir essa presença.

Precisamos lhe mostrar que, para usar a expressão mais bonita de Neufeld, ela pode *descansar no nosso amor*. Só assim a criança poderá seguir a sua natureza e confiar o suficiente em nós para se deixar guiar e orientar, sem precisar nos provocar. Então, para corrigir uma criança que fez algo de errado, precisamos, em primeiro lugar, fazê-la sentir que a ligação não se perdeu. Precisamos encontrar uma forma de lhe mostrar que não gostamos de determinado comportamento, mas que continuamos a gostar dela e que está tudo bem com a nossa ligação, que essa ponte para o nosso coração não se perdeu e que ainda pode ser usada.

Por vezes, diz-se que as crianças estão testando os nossos limites quando se portam mal, ou que estão à procura de limites. Na verdade, o que podem estar fazendo é tentar descobrir se o pai ou a mãe gostam delas, mesmo quando se portam mal. Por isso é importante mostrar que não aprovamos o comportamento, mas que continuamos a gostar da criança, e que aquilo que fez não afetou o que sentimos por ela.

Quando damos mais atenção a uma criança que se portou mal, não quer dizer que estejamos premiando esse comportamento, mas que confiamos na criança, que reconhecemos a sua necessidade de nos ter por perto, de nos sentir. Estamos lhe dizendo que confiamos nela, e isso é o melhor presente que podemos dar a uma criança. Porque, se confiamos nela, também ela pode confiar em si própria, e uma criança que confia em si própria saberá mais facilmente fazer as escolhas certas. Só uma criança que se sente acolhida e segura poderá ter a confiança necessária para perceber que errou, assim como a segurança necessária para tentar um novo comportamento.

Então, não bater nem castigar não quer dizer que não podemos educar, mas que temos consciência de que o nosso papel de orientadores é demasiado importante para ser posto em xeque por uma palmada ou um *time out*.

Para que a criança possa descansar de verdade no nosso amor, este tem de estar sempre presente e temos de procurar formas de demonstrá-lo, não apenas quando a criança nos faz ver que precisa dele. Se esperarmos que a criança faça alguma coisa de errado para lhe mostrar que gostamos dela, ou se tiver de ser ela constantemente a procurar demonstrações de afeto, isso fará com que se mantenha num estado de alerta (ativação simpática), pelo que todas as demonstrações que tivermos serão sempre sentidas como insuficientes.

Nunca é tarde para melhorar: como reparar as relações

Se costumávamos bater nos nossos filhos ou castigá-los, é sempre tempo de olhar para trás e perceber se isso alterou alguma coisa, dentro deles para conosco ou para com eles próprios. Se for esse o caso, também é sempre tempo de falar sobre isso, de pedir desculpas e dizer que não sabíamos fazer melhor.

Nunca é tarde para mudar a forma como lidamos com os filhos e nunca é tarde para reparar a relação que temos com eles.

Isso é válido para todas as vezes que batemos, mas também para todas as vezes que gritamos ou que nos descontrolamos e dissemos coisas que não queríamos ter dito. As crianças não precisam de pais perfeitos, que não gritam e não perdem o controle, mas, quando isso acontece, precisam muito saber que não foi por culpa delas. Quando nos zangamos mais do que gostaríamos, é importante que os nossos filhos saibam que não são eles que estão errados, mas que fomos nós que não conseguimos nos controlar — porque isso faz toda a diferença. Assim, as crianças também aprendem que, apesar dos conflitos, é possível reparar as relações — uma lição que pode ser valiosa para os seus relacionamentos futuros.

Sempre que perdemos a cabeça e o nosso comportamento faz com que haja algum tipo de ruptura na relação, é essencial que, assim que possível, sejamos capazes de repará-la. Temos de pedir desculpas à criança e dizer que, apesar de não termos gostado do seu comportamento, não tínhamos o direito de agir daquela forma, de fazer o que fizemos ou de dizer o que dissemos. Como já foi referido, Tronick verificou em suas observações de mães e bebês que o que distinguia os pares com apego seguro não era necessariamente o fato de as mães saberem sempre de que os filhos precisavam, mas sim o fato de serem capazes de corrigir os mal-entendidos cerca de 80% das vezes em que eles aconteciam. Isso mostra que, para construir uma boa relação com os nossos filhos, não precisamos ser perfeitos o tempo todo, mas é muito importante que sejamos capazes de reconhecer nossas imperfeições e que estejamos dispostos a reparar as rupturas. É importante que os nossos filhos nos vejam como pessoas de confiança, e isso implica que sejamos capazes de ser justos — e ser justo passa também por sermos capazes de reconhecer os nossos erros.

O mindfulness ajuda-nos a não perder a cabeça, mas também pode nos ajudar a perceber mais facilmente quando a nossa ligação com os filhos se quebrou. E por quê? Porque ficamos mais atentos e conscientes. Antes de qualquer coisa, é importante percebermos que não foram os comportamentos dos nossos filhos que nos fizeram perder o controle, mas sim a nossa própria história, a nossa experiência de vida, as nossas expectativas etc. O mindfulness ajuda-nos também a perceber que não são as situações que criam os nossos estados internos, mas são os nossos estados internos que nos fazem ler as situações de uma determinada maneira. Se formos capazes de compreender isso, seremos capazes de gerir melhor a relação com os nossos filhos, em particular os momentos mais difíceis e desafiantes. E de pedir desculpas quando for preciso.

É importante também que o façamos sem culpa. Muitos pais, quando percebem que durante anos tiveram comportamentos menos positivos com os filhos, sentem-se angustiados com a sensação de culpa que de repente cai sobre seus ombros. Mas, na verdade, essa culpa não serve de nada, e pode até ser paralisante. Nesse caso, acho que a teoria polivagal tem um aspecto bastante reconfortante: a questão de os nossos comportamentos serem tantas vezes fruto da ativação automática de determinados circuitos.

Isso quer dizer que, na nossa vida, reagimos às várias situações conforme as nossas experiências, a nossa história, as nossas vivências, por isso não vale a pena alimentarmos essa culpa. O mindfulness ajuda-nos a perceber a forma como criamos tantos padrões automáticos de funcionamento. Com a prática da meditação, começamos a ver que a nossa mente tem quase uma vida própria, automática, e que muitas vezes reagimos a esses automatismos ainda antes de nos darmos conta de que eles existem. Logo, não vale a pena sentirmos culpa quando isso acontece, mas vale a pena perceber que podemos ser mais responsáveis pelas nossas respostas e que não precisamos ficar tão à mercê desses padrões automáticos de comportamento e de reação.

> Os pais de João, no exemplo já citado, perceberam que tinham de fato passado muito tempo longe do filho, acreditando que dar-lhe uma vida confortável do ponto de vista material o compensaria por essas ausências e que ele também acabaria por compreendê-las. Foi um trabalho duro, sobretudo para a sua mãe, perceber que uma criança não tem capacidade de entender que os pais não estão com ela porque a amam e querem lhe dar o melhor. João já estava tão habituado a essas ausências constantes que nem tinha noção da dor que tinham lhe causado. Mas quando os pais tomaram consciência de que precisavam mesmo falar com ele de coração aberto e pedir desculpas por nunca terem percebido o que isso lhe devia custar, o rapaz ficou mais disposto a ouvi-los e a entrar em contato com a sua própria dor. E assim a relação pôde começar a ser reparada.

A solução está na relação: construa uma rotina mais consciente fortalecendo a ligação

O vínculo que temos com os filhos é forte e indestrutível porque, na verdade, nem nós deixamos de gostar deles, nem eles deixam de gostar de nós. Mas, se é difícil ou mesmo impossível quebrar esse vínculo, não é assim tão difícil fazer com que nos esqueçamos, ou queiramos esquecer, que ele existe.

Se, como vimos, os castigos e as palmadas podem fazer esquecer esse vínculo entre pais e filhos, então importa focar também a atenção naquilo que pode torná-lo mais forte. O que se segue são algumas sugestões de como podemos fortalecer esse vínculo, ao mesmo tempo que criamos uma rotina mais consciente, equilibrada e tranquila na nossa vida e na dos nossos filhos.

1. Passar tempo com os filhos

É importante termos tempo para os nossos filhos e é fundamental que esse tempo seja de qualidade, em que eles possam sentir que estamos verdadeiramente presentes. Muitas vezes diz-se que essa qualidade é mais importante do que a quantidade, e divulga-se a ideia de que não precisamos passar tanto tempo assim com os filhos, mas isso não é verdade.

Para que possa formar-se um relacionamento seguro com os pais, a criança precisa de tempo de qualidade, sim, mas também de quantidade. Uma criança pequena precisa estar com as suas figuras de apego com muita frequência, precisa ter tempo para interiorizar o amor da mãe e do pai, precisa saber que eles estão presentes quando cai, quando se machuca, ou simplesmente quando tem fome ou está cansada e precisa de um colo para se sentir segura.

Uma criança com menos de 2 anos não tem noção do tempo e não tem capacidade de perceber que o pai ou a mãe a amam mesmo quando não estão presentes. Depois do segundo ano de vida, a criança começa a ter alguma capacidade de saber que o pai ou a mãe a amam mesmo quando não estão com ela, mas é preciso mais tempo para que isso esteja definitivamente interiorizado.

É fundamental criar algum tempo no nosso dia em que possamos estar totalmente disponíveis para os nossos filhos. Esse tempo deve ser iniciado por nós, sem que eles precisem pedir por sentirem a nossa falta — pois isso implica que já estão em alerta.

No caso das crianças pequenas, essa disponibilidade tem de ser ainda maior. Uma mãe de uma criança de 1 ano, que trabalha e que tem apenas algumas horas do seu dia para estar com o filho, não pode se dar ao luxo de pensar que em apenas dez minutos o compensará por um dia inteiro de ausência. Nesses casos, é importante que, quando está em casa, a mãe esteja mesmo disponível para a criança. Isso significa que todas as outras tarefas podem esperar, se for necessário.

Com uma criança pequena, o uso de um "canguru" pode ser muito útil e importante para restabelecer a ligação e permitir que a mãe execute as suas tarefas. Com uma criança mais velha, a solução pode ser envolvê-la nessas tarefas, por exemplo, pedindo-lhe ajuda para fazer o jantar ou para pôr a mesa, mas sempre de forma que a criança sinta que não tem de fazê-lo por obrigação, e sim que estamos lhe pedindo que o faça porque gostamos da sua companhia. Realizar tarefas em conjunto é uma forma de partilhar algum tempo juntos e, ao mesmo tempo, faz com que a criança se sinta capaz e competente para ajudar.

Admite-se facilmente que é preciso trabalhar para se manter uma relação saudável no casal e que ambos têm de fazer um esforço para se encontrarem, para conversarem e para estarem juntos, mas, em relação às crianças, temos a tendência de pensar que essa relação existe naturalmente e por isso não precisamos nos esforçar para mantê-la. Isso não é verdade: precisamos nos esforçar também com os filhos, precisamos estar presentes, sobretudo nos seus primeiros anos, mais até do que com um adulto.

Precisamos nos esforçar, sim! Tal como numa relação de casal, em que precisamos saber que o outro gosta de estar conosco, que gosta de nos ouvir e de nos tocar, também as crianças precisam saber isso em relação aos pais. E não é com um dia inteiro de separação e dez minutos de qualidade que vão senti-lo. Se o nosso marido ou mulher chegar em casa, falar dez minutos conosco e depois for sentar-se para ver televisão, ou for tratar do jantar ou de algum assunto de trabalho enquanto nos ignora, não vamos nos sentir muito apreciados. Então, mais do que envolver as crianças na nossa rotina, é preciso que elas se sintam a parte mais importante dela. Só a partir dos 3 anos é que a criança começa a ser capaz de guardar a imagem e o amor dos pais mesmo quando não está com eles, ainda que de uma forma frágil. Por isso, é importante que a criança não passe horas demais na escola, longe das suas figuras de apego, e o ideal seria que o tempo de escola não excedesse trinta, no máximo 35 horas semanais, já que alguns estudos mostram que um tempo superior a esse em crianças pequenas pode aumentar os problemas de comportamento e a agressividade. Existem estudos que demonstram que, nos jardins de infância, à medida que se vai aproximando o fim do dia, os níveis de cortisol na corrente sanguínea das crianças começam a aumentar em vez de diminuir, como seria de esperar. Isso pode ser um sinal de que o fato de passarem demasiadas horas longe das suas figuras de apego começa a ativar o seu sistema simpático e a resposta de luta ou fuga — um reflexo do fato de ser cansativo para a criança ter de passar todo o dia num ambiente que não lhe permite estabelecer facilmente uma ligação segura com um adulto, já que nas escolas, regra geral, o número de crianças é muito elevado para o número de adultos. Por isso, se vir que o seu filho está sempre mais irritado e parece mais tenso ao fim do dia, isso pode ser sinal de que esteve horas demais sem os pais.

Quando as crianças crescem, é muito fácil pensar que já não é preciso fazer nada para manter a ligação com elas. Mas isso também não é verdade. Sobretudo quando começa a se aproximar a adolescência, é fundamental que passemos tempo, regularmente, com os filhos. As férias podem ser uma excelente oportunidade, e, quando existem vários filhos, também pode ser muito importante tirar, de vez em quando, um ou dois dias para que cada um deles passe tempo apenas com o pai ou a mãe, para poder sentir que tem a sua atenção exclusiva e que não precisa competir com mais ninguém. Isso também pode ser uma forma de reparar as relações quando passamos por fases de maior distanciamento.

Quando passamos tempo com a criança, é importante que ela nos sinta verdadeiramente presentes, disponíveis e centrados nela. E é importante que isso aconteça diariamente, durante algum tempo. Brincar com os filhos, ler uma história para eles ao deitar ou simplesmente ficar ao seu lado à espera que adormeçam pode ser uma importante forma de passar algum tempo com eles e também de praticar o nosso mindfulness e a capacidade de estarmos presentes. E nesse momento os nossos filhos podem ser os melhores professores: quando a criança brinca, ela está só brincando, não está preocupada com o jantar que precisa ser feito ou com o trabalho que ainda não acabou.

Num dos seus livros, o monge budista Thich Nhat Hanh publicou uma carta escrita por um aluno que falava da sua rotina diária. Dizia que anteriormente costumava dividir o tempo em tempo de trabalho, tempo para estar com os filhos e tempo para si próprio. Contas feitas, sobrava-lhe muito pouco tempo para si mesmo, até que percebeu que o tempo que passava com os filhos também podia ser o seu tempo.

De fato, o tempo que passamos com os filhos pode facilmente ser o nosso momento de pausa e de presença do dia. Podemos deixar que os nossos filhos nos conduzam e nos ensinem a estar presentes. Desse modo, ganham eles (com a nossa presença) e ganhamos nós: ganhamos a capacidade de estar verdadeiramente no momento presente e de fazer de qualquer instante o nosso tempo de prática, que é uma aprendizagem valiosa e uma enorme contribuição para uma vida mais plena.

2. Criar rituais de família

Os rituais de família também podem ser uma importante forma de passar tempo com os filhos. Quando estabelecemos a rotina de estar todos juntos à mesa durante as refeições, por exemplo, além de esse momento poder se tornar uma oportunidade de partilha e de ligação, também dá uma estrutura ao nosso dia, que pode ser muito útil para a estruturação interna das nossas crianças.

A rotina ajuda as crianças a criarem o seu próprio ritmo, e perceber que há coisas que são previsíveis pode lhes dar alguma segurança. Quando se fala em criar uma rotina, isso não significa que tenhamos de fazer as coisas de um modo rígido e sempre à mesma hora. Fala-se muito em criar rotinas para os bebês, e isso é frequentemente confundido com seguir horários, mas os bebês não sabem ver as horas. O que é importante é criar um ritmo no dia da criança, tanto com bebês como com crianças mais crescidas. Por exemplo, as crianças podem saber que quando chegam em casa brincam, depois veem um pouco de televisão, a seguir jantamos juntos e depois lemos uma história para elas e as ajudamos a adormecer. Ter pequenos rituais de família ajuda-as a sentir que estamos presentes e que existe algo com que podem sempre contar, mesmo quando a vida lhes parece caótica.

A hora de deitar pode ser um bom momento para criar um ritual de estar com a criança, falar um pouco sobre o dia, ler uma história e simplesmente estar presente. Devem ser uns minutos em que estamos totalmente disponíveis para a criança. Podemos deixar que adormeça no colo ou na cama, se preferirmos, mas o importante é que a criança se sinta ouvida, compreendida e aceita. Esse pode ser um excelente momento para que possa, de verdade, descansar no nosso amor. E, quanto mais segura se sentir, mais fácil lhe será adormecer, porque para dormir precisamos de segurança, acima de tudo. Uma criança precisa se sentir segura para poder largar tudo e abandonar-se ao sono, que é sempre um momento de vulnerabilidade. A nossa presença — com toda a disponibilidade física e emocional — pode proporcionar ao nosso filho a segurança necessária para que a hora de dormir seja um momento de relaxamento e tranquilidade, e não de medo e insegurança, em que se sente sozinho.

EXERCÍCIO

Adormecer com presença

A hora de deitar pode ser um bom momento para treinarmos a atenção plena. Quando estamos lendo uma história, por exemplo, mesmo que seja pela milionésima vez, podemos aproveitar para estar presentes, ouvir o som da nossa voz e, ao mesmo tempo, ter consciência também do nosso corpo e do corpo do nosso filho junto ao nosso. Podemos tomar consciência de tudo o que está presente nesse momento, das emoções que vivenciamos na leitura e que lhe transmitimos. Depois, quando acaba a história e esperamos que o nosso filho adormeça, então podemos simplesmente ficar parados e tomar consciência do nosso corpo, do corpo dele junto a nós e da respiração de ambos, em movimento constante. Procuremos estar verdadeiramente presentes, nesses momentos, todos os dias, da mesma forma que estamos presentes quando simplesmente nos sentamos para observar a respiração. Podemos também tomar consciência da ligação que existe entre nós e de como ela se manifesta no nosso corpo e no dos nossos filhos. Com bebês que precisem ser embalados, podemos caminhar pela casa com um canguru, por exemplo, para não cansar os braços, e sentir apenas os nossos pés tocando o chão, passo a passo. Podemos sentir também a

> respiração, o corpo da criança junto ao nosso e o ritmo da sua respiração. Quando temos bebês muito pequenos, podemos sentir falta de tempo ou vontade para praticar, porque estamos quase sempre com sono e adormecemos assim que nos sentamos. Nesses casos, essa meditação em movimento pode ser uma excelente forma de praticar o mindfulness, ao mesmo tempo que nos ligamos ao nosso bebê.

3. Restabelecer a ligação depois de qualquer momento de separação

Neufeld fala da importância de restabelecermos a ligação com os nossos filhos e usa a expressão "recolher a criança" para se referir a esse restabelecimento. Quanto mais prolongada for a separação e menos idade tiver a criança, mais tempo será necessário para que isso aconteça.

Essa noção pode fazer a diferença na forma como os nossos filhos nos ouvem e como lidamos com eles. Esse recolher da criança deve acontecer depois de todas as separações, mesmo as mais naturais.

Uma fonte frequente de conflitos entre pais e filhos é o acordar de manhã, quando os pais têm pressa e querem sair para levar os filhos à escola e ir trabalhar. Muitas vezes, começa-se logo o dia a disparar uma série de ordens, avisos e ameaças mais ou menos gritadas, que servem para que as crianças vão para a escola já em modo de alerta ou, nos casos em que isso se torna habitual, fazem com que simplesmente desliguem e já nem ouçam — porque entram em modo de defesa — e com que os pais sigam para o trabalho cheios de culpa e remorso, sentindo que são os piores pais do mundo ou que têm os piores filhos, e que alguma coisa deve ter corrido terrivelmente mal na sua educação.

Neufeld explica que o sono também é uma separação, e por isso devemos passar algum tempo com a criança antes de iniciarmos a rotina do dia. Então, se, em vez de começarmos logo a dar ordens porque queremos que o nosso filho se apresse, planejarmos tudo para que acorde ainda com tempo para restabelecer a ligação com o pai e/ou a mãe, tudo se tornará mais fácil. Isso pode ser feito permanecendo na cama com a criança alguns momentos ou pegando-a no colo um pouquinho ou, com crianças mais ativas, com pequenas brincadeiras ou falando um pouco com elas sobre como dormiram e o que irão fazer nesse dia. O importante é reservar alguns minutos para estarmos simplesmente junto do nosso filho, para reabrirmos essa ponte do nosso coração para o dele e para nos certificarmos de que os circuitos sociais de ambos fiquem bem ativos para começar o dia da melhor forma.

Quando chegamos em casa depois de um dia de trabalho, também é importante que, antes de qualquer outra coisa, tiremos um tempo para restabelecer a ligação, para estar com a criança. Se não fizermos isso logo que chegamos, todo o resto será mais difícil, porque a ponte pode não estar no lugar e a comunicação pode facilmente tornar-se mais complicada. Às vezes pensamos que precisamos só descansar um pouquinho ou mudar de roupa para depois podermos brincar com os filhos, e entramos em conflito com eles porque sentimos que não nos dão esse tempo. Mas a verdade é que tudo funciona melhor se tivermos como prioridade restabelecer essa ligação antes de qualquer outra coisa, ficando um pouquinho com a criança, tocando-a ou abraçando-a, falando um pouco com ela, antes de passarmos a outras coisas.

Se o afastamento foi de muitas horas ou a criança se ressentiu muito com ele, é natural que nos receba com uma certa frieza, e até, por vezes, quase com uma atitude de desinteresse. Nesses casos, é bem possível que o seu sistema de alerta tenha sido ativado, e por isso pode demorar um pouco até que sejamos capazes de desligá-lo. Esse é um sinal ainda mais importante a que devemos estar atentos, para lhe darmos o tempo de que ela precisa para se ligar a nós outra vez. E fazemos isso simplesmente ficando perto dela, mostrando que estamos disponíveis, atentos e receptivos pelo tempo que for preciso, mas sem nos impor.

4. Lidar com a raiva

Uma das tarefas mais desafiadoras para a maioria dos pais é a de lidar com a raiva dos filhos. Não é fácil aprender a lidar com essa emoção — que é tão saudável e imprescindível como qualquer outra — porque, na maior parte das vezes, também não sabemos lidar com ela em nós mesmos.

A raiva está ligada à ativação do sistema simpático, desencadeando a resposta de luta ou fuga, que, nesse caso, é mais de luta. Do ponto de vista fisiológico, é possível distinguir a luta da fuga porque nos casos de fuga — em que estamos mais dominados pelo medo — há uma liberação maior de adrenalina e de cortisol, enquanto nos casos de luta — em que o que domina é mesmo a raiva — o hormônio que segregamos mais é a noradrenalina. Esse hormônio parece estar relacionado com a sensação de poder que é despertada por essa emoção e pode ter um efeito quase viciante. Talvez seja também por causa desse hormônio e da sensação de poder e bem-estar que lhe está associada que, em alguns casos, as pessoas parecem entrar num ciclo de raiva crônica do qual têm alguma dificuldade para sair.

Pelo fato de a raiva poder realmente despertar emoções muito fortes é fácil criar um certo medo dessa emoção e de tudo o que ela nos faz sentir. Os estudos mostram que tanto a repressão da raiva como a sua expressão descontrolada podem ser prejudiciais à saúde. Durante algum tempo, foram populares algumas correntes terapêuticas que defendiam que a forma mais saudável de expressar a raiva era deixá-la sair livremente. Nessas sessões, os clientes eram incentivados a dar pontapés e murros em almofadas como forma de canalizar a sua raiva, porque se acreditava que essa emoção funcionava como uma espécie de panela de pressão, que, quando não se destapava, criava uma pressão cada vez maior, até explodir, e o fato de essa pressão ir se acumulando prejudicava gravemente a saúde. Hoje em dia, há estudos que mostram que reprimir a raiva pode ter consequências graves para a saúde de quem o faz, mas também se sabe que o fato de a expressarmos dessa forma intensa e quase descontrolada tem exatamente os mesmos efeitos. Isso acontece porque uma expressão violenta e intempestiva da raiva acaba por alimentá-la, fazendo com que nos sintamos ainda mais enraivecidos. A verdade é que esse tipo de comportamento explosivo é, também ele, uma fuga das verdadeiras sensações que a raiva provoca, porque, enquanto a pessoa está esmurrando a mesa ou dando pontapés na porta ou gritando com quem está à sua frente, não está voltada para si mesma, para o seu corpo, para as sensações e emoções que ocorrem no seu interior. Então, tal como as pessoas que reprimem a raiva porque não são capazes de enfrentar as emoções e sensações que ela desperta, as pessoas que explodem e que a expressam com gritos e murros também estão fazendo tudo para não entrar verdadeiramente em contato com o seu corpo e com as suas emoções, porque não são capazes de lidar com o que elas as fazem sentir.

A raiva é uma das emoções a que pode ser mais difícil dedicar uma atitude consciente, mas é também uma das que têm mais para nos ensinar se o fizermos. A sensação de poder que vem com a expressão da raiva serve muitas vezes para esconder aquilo que está por trás dela, que é justamente o oposto: uma sensação de vulnerabilidade, que pode ser tão assustadora que fazemos de tudo para não tomar consciência de que existe.

Para lidar com a nossa raiva e com a dos nossos filhos de forma saudável, é bom reconhecermos que essa sensação de poder pode ser útil, porque nos ajuda a tomar atitudes e a ter comportamentos que podem ser importantes. Ao mesmo tempo, também é importante que saibamos procurar o que está por trás dessa raiva e que sejamos capazes de acolher esse lado mais vulnerável quando ele está ferido.

Marshall Rosenberg, psicólogo que se dedicou ao desenvolvimento e divulgação da Comunicação Não Violenta, explica que a raiva é sempre a expressão trágica de uma necessidade. Isso quer dizer que, sempre que nos enraivecemos, o fazemos porque alguma necessidade nossa não está sendo atendida. Rosenberg diz que essa expressão é trágica, porque, quando expressamos as necessidades com raiva, diminuímos muito as probabilidades de que os outros tenham vontade de satisfazê-las, ou sequer de reconhecê-las.

Então, em primeiro lugar, é essencial entrarmos em contato com essa necessidade e perceber de que forma poderemos acolhê-la e respeitá-la. Mas isso implica um grau de abertura e de confiança no nosso corpo e na nossa experiência que nem sempre conseguimos ter, justamente porque, na maior parte das vezes, não fomos ensinados a fazê-lo enquanto éramos crianças e estávamos aprendendo a lidar com o mundo e com as emoções. Thich Nhat Hanh usa uma metáfora bonita para falar da raiva: esse monge diz que devemos olhar para ela como se fosse o nosso bebé; e quando um bebé chora, paramos o que estamos fazendo, olhamos para ele, pegamos no colo e tentamos perceber o que o fez chorar. Quando nos enraivecemos, precisamos fazer o mesmo: olhar para dentro, ver a nossa raiva, acolhê-la sem medo e tentar perceber qual é a verdadeira, e por vezes recôndita, necessidade que está na origem dessa raiva.

5. Comunicar sem violência

Depois de acolhermos e compreendermos a nossa raiva, também é importante aprendermos a comunicar as nossas necessidades sem agressividade, para que a outra pessoa não fique na defensiva. Para isso, precisamos, em primeiro lugar, assumir toda a responsabilidade pelos nossos sentimentos. É preciso que saibamos que não são os outros os responsáveis pela nossa raiva, somos nós, sempre nós, os únicos responsáveis. Se nos enraivecemos porque houve uma necessidade que não foi atendida, então é preciso que saibamos que é da nossa responsabilidade encontrar formas de atender às nossas próprias necessidades.

A comunicação não violenta, de Marshall Rosenberg, baseia-se também no princípio de que todos temos prazer em fazer os outros felizes quando isso não implica nenhum dano para nós. Por isso, se conseguirmos nos comunicar com os outros de forma assertiva, sem que se sintam ameaçados, aumentamos muito a probabilidade de que tenham vontade de nos ouvir e de fazer o que puderem para atender a essas necessidades. Na verdade, isso faz todo o sentido do ponto de vista da teoria polivagal, até porque temos necessidade de nos sentir em ligação com os outros e de ativar os circuitos sociais, e, quando conseguimos nos comunicar verdadeiramente e sentir empatia com outra pessoa, estamos ativando esses circuitos, o que, ao facilitar o relacionamento, também pode ser uma fonte de prazer para nós.

As ideias veiculadas por esse autor são preciosas para os relacionamentos em geral, mas podem também ser um fantástico recurso educativo. O mindfulness aqui, mais uma vez, também é uma ferramenta importante, porque a grande dificuldade em aplicar essa forma de comunicar, na maior parte das vezes, está associada à vulnerabilidade que sentimos ao entrar em contato com as nossas necessidades e ao tentarmos mostrá-las aos outros. O mindfulness pode ajudar-nos, primeiro, a acolher melhor esse sentimento de vulnerabilidade e, depois, a sermos mais capazes de identificar as nossas necessidades e de expressá-las, mesmo que isso implique ficarmos expostos e vulneráveis.

Resumindo, primeiro precisamos nos lembrar de não culpar e não responsabilizar o outro pelos nossos sentimentos. Depois precisamos transmitir uma mensagem clara e objetiva daquilo que queremos que os outros façam por nós. E é importante que o façamos como um pedido, não como uma ordem ou uma imposição. Porque se os outros sentirem que estamos lhes impondo o que quer que seja, é meio caminho andado para que entrem num modo de defesa e tenham muito menos disponibilidade para nos ouvir. Esse também é um aspecto importante dessa forma de comunicar: ter noção de que só podemos pedir aos outros que nos ajudem a preencher as nossas necessidades e que, na verdade, não temos nenhum direito de impô-las a ninguém, nem mesmo aos nossos filhos.

EXERCÍCIO

Acolher a raiva e comunicar sem violência

Escolha um lugar sossegado onde possa estar uns vinte minutos, para fazer o exercício sem ser interrompido. Você pode se deitar de barriga para cima, mas, se tiver tendência para adormecer, será preferível que fique sentado numa posição confortável. Comece por se descontrair, fazendo algumas respirações um pouco mais profundas e observando a respiração por alguns momentos. Tenha papel e caneta consigo para fazer alguns apontamentos.

Depois comece a imaginar o seguinte cenário: está em casa, arrumando algumas coisas, enquanto seu filho brinca com legos na sala. A certa altura, você percebe que ele liga a televisão e que se senta para vê-la, sem mostrar interesse nenhum em arrumar os legos, que ficaram todos espalhados. Você se dirige para a sala, já um pouco aborrecido, para lhe pedir que os arrume, mas, como está descalço, acaba pisando em uma pecinha pequena e pontuda, daquelas que se espetam na sola do pé. Procure imaginar bem essa situação, com o máximo de pormenores possível, e até sentir essa dor. Depois tome consciência da irritação que muito provavelmente sentiu (se achar que essa situação não o deixaria com raiva, você pode pensar em outra mais adequada).

A primeira coisa a fazer quando nos enraivecemos é parar, olhar para dentro e perceber de onde vem essa raiva. Olhe bem para o seu interior e tente perceber o que poderia desencadear a sua raiva nesse caso. Na situação que descrevemos, ela poderia estar relacionada com a necessidade de sentir que tem uma casa segura, onde pode andar descalço à vontade e, de uma forma mais profunda, isso poderia estar ligado à necessidade de saber que a sua segurança é importante para os outros membros da família, nesse caso o seu filho. Para saber a que necessidade sua raiva pode estar ligada, tente ficar com essa emoção alguns instantes e dê-lhe tempo para ver o que poderá surgir; por exemplo, sentimentos ou imagens que estejam associados a ela. Nem sempre é fácil identificar logo as necessidades. Para isso é essencial que não tenhamos medo de ficar com as sensações que elas provocam. Sempre que nos enraivecemos, a raiva é tanto maior quanto maior for a necessidade que sentimos que não está sendo atendida. E o fato de sentirmos essa necessidade é muito provável que tenha alguma ligação com as nossas experiências de infância.

Depois tente entrar em contato com essa necessidade. Tente observar as sensações que ela provoca no seu corpo. Rejeitamos alguns sentimentos porque não gostamos das sensações que eles nos trazem. Então, vamos tentar criar espaço dentro de nós para acolher essa sensação de vulnerabilidade e de tristeza, que pode estar associada à sensação de que as nossas necessidades não estão sendo atendidas.

Permaneçamos assim, dando ao corpo a possibilidade de se manifestar e permitindo que, através dele, possamos acolher as necessidades e dar-lhes tempo para que todas elas fiquem presentes. Podem surgir coisas novas, sensações diferentes, e podem também aparecer recordações antigas de outras situações, em que sentimos coisas parecidas. Tentemos acolher tudo sem rejeitar, mas também sem nos prendermos a nada, deixando simplesmente que tudo esteja presente e que tudo passe.

Depois de dez ou quinze minutos, começamos a nos preparar para finalizar a visualização. Trazemos conosco essa capacidade de acolher as sensações, de lhes dar espaço para estarem presentes, para fazerem parte da nossa experiência e, aos poucos, vamos começando a retomar consciência do espaço em que nos encontramos. Fazemos uma inspiração um pouco mais profunda, podemos nos espreguiçar e nos preparamos para a segunda parte do exercício. Se desejarmos, podemos tirar algum tempo para escrever o que sentimos, as sensações que surgiram e, se for o caso, as recordações ou memórias que possam ter aparecido.

Precisamos tomar consciência e assumir a responsabilidade pelas nossas necessidades. É importante percebermos que, para a criança, pode simplesmente não fazer diferença nenhuma ver os legos espalhados ou ter cuidado com o lugar onde põe os pés. Até porque as crianças costumam ser mais atentas nessas coisas, já que vivem mais no presente e não andam com a cabeça tão cheia de coisas que nem se lembrem de olhar para o chão, como nós. Então talvez não seja muito justo explodirmos logo e desatarmos a dizer que nunca têm cuidado com nada, que não querem saber das coisas e que nunca se preocupam conosco e com o que lhes pedimos.

Na segunda parte do exercício, vamos responder à questão: como podemos lidar com essas situações e nos comunicar eficazmente?

Assumir a responsabilidade. O primeiro passo é o que já demos: assumir que a responsabilidade de preencher as nossas necessidades é nossa e de mais ninguém.

Acolhimento. O segundo passo foi também o que fizemos com a visualização e que, com a prática, deve passar a acontecer automaticamente e de uma forma um pouco mais rápida. Esse é o passo de olhar para o nosso bebê, como diz Thich Nhat Hanh, acolhendo essa necessidade e reconhecendo que ela tem o direito de existir. É importante que sejamos capazes de criar empatia também conosco, porque por vezes não nos sentimos no direito de ter certas necessidades, ou achamos que há alguma coisa errada com elas. Talvez porque alguém, em algum momento da nossa vida, nos fez sentir que era errado sentir ou expressar certas coisas. Por isso, precisamos cultivar uma atitude de autocompaixão, porque só por meio dela é que podemos aprender a expressar aquilo que sentimos sem culpas e sem receios.

Parar para respirar. Se a raiva for muito intensa e, sobretudo, se ainda não estamos habituados a funcionar nesse modo mais consciente, podemos respirar alguns instantes antes de começar a falar. Não precisamos dizer logo o que estamos sentindo. Às vezes, principalmente com crianças pequenas, achamos que temos de reagir imediatamente à situação para que elas percebam o que aconteceu, mas isso não é verdade. É mais positivo esperar até que sejamos capazes de comunicar bem aquilo que sentimos do que reagir de imediato, sem tempo para processar as emoções. Devemos nos dar tempo para simplesmente entrar em contato com as emoções.

Acolher a tristeza por trás da raiva. Quando entramos em contato com a raiva e com a necessidade que lhe deu origem, também podemos tomar consciência de alguma tristeza que, quase sempre, está por trás dela e é parte daquilo que nos faz reagir. É preciso acolher essa tristeza, saber que o mais provável é que ela nem venha da nossa relação com esse filho, ou dos legos espalhados pelo chão, mas das nossas experiências de infância e de todas as vezes em que sentimos que os nossos pais não foram capazes de nos manter seguros, ou que não foram capazes de se preocupar com as nossas necessidades.

Quando nos zangamos com alguém, nem sempre estamos com raiva da pessoa que está diante de nós. Por vezes, estamos mesmo com raiva é das pessoas que deram origem a esse sentimento de vulnerabilidade, de fragilidade, que a raiva serve para mascarar tão bem. Então precisamos acolher isso e sentir que não podemos mudar o passado, mas que, se formos capazes de acolher o que esse passado nos faz sentir, poderemos aprender a nos relacionar com ele de uma forma bem mais positiva e deixar de ser prisioneiros das nossas vivências e reações instintivas para passarmos a ter a liberdade de responder em todas as situações.

Expressar a necessidade. Depois de entrar em contato com essas emoções e sensações, precisamos então comunicar claramente as nossas necessidades. Mas temos de aprender a fazê-lo sem atribuir à criança o peso de se sentir responsável pelo nosso bem-estar. Se quisermos, podemos escrever um diálogo que nos ajude a pensar na melhor forma de lhe transmitir o que sentimos. Nesse passo, o mais difícil, quase sempre, é manter essa sensação de vulnerabilidade quando nos comunicamos com o outro, mas isso é também o que torna essa comunicação mais eficaz. Isso quer dizer que é importante expressar mesmo aquilo que sentimos e abrir o coração aos outros.

Para nos comunicarmos desse modo, começamos por descrever a situação de forma clara e objetiva e — isto é muito importante — sem juízos de valor. Depois dizemos aquilo que sentimos durante a situação e, a seguir, é importante que transmitamos claramente aquilo que gostaríamos que fosse diferente. Nesse caso concreto, podemos dizer que quando encontramos os legos todos espalhados e pisamos em um deles, ficamos zangados ou tristes (ou aquilo que for mais adequado) porque temos necessidade de sentir que a nossa segurança é importante, e gostaríamos muito que sempre fossem arrumados no final da brincadeira.

Tente imaginar aquilo que sentir que é mais apropriado no seu caso e procure tomar consciência do que acontece no seu corpo, com os sentimentos e sensações que surgem quando se comunica dessa forma.

Quando nos comunicamos com o coração aberto, o mais provável é que o sentimento de vulnerabilidade inicial acabe por desaparecer, porque demos ao outro a possibilidade de nos ouvir verdadeiramente, construímos essa ponte entre nós e isso restabelece o circuito social, contribuindo para desativar o sistema simpático, o que, por sua vez, ajuda a fazer desaparecer o sentimento de insegurança que a vulnerabilidade traz. Ao mesmo tempo, aumentamos as probabilidades de o nosso pedido ser ouvido e levado em conta, porque desse modo ele pode entrar diretamente para o coração do outro.

Também é preciso termos noção de que, quando pedimos a alguém que faça algo, isso deve ser mesmo um pedido. Não podemos usar essas ferramentas como estratégias para manipular. A diferença entre um pedido e uma ordem é reconhecermos que os nossos filhos também são indivíduos e que têm o direito de não fazer o que lhes pedimos sem serem castigados ou sem sofrerem represálias por isso. No fundo, têm o direito de não fazer o que lhes pedimos sem deixar de ser amados por causa disso.

Um equívoco muito comum: quando acreditamos que a raiva é necessária

Acontece que, muitas vezes, acreditamos que precisamos mesmo ficar com raiva para conseguir alguma coisa. A raiva é uma emoção que surge de repente, mas que, muitas vezes, tentamos manter porque acreditamos que sem ela não vamos conseguir fazer valer o nosso ponto de vista. Principalmente quando alguém faz alguma coisa que nos magoa. Para perceber isso, volte à situação dos legos espalhados, mas agora imagine que voltou para casa tarde e cansado, dá de cara com eles e pensa que já explicou mil vezes que não gosta de vê-los desarrumados. É provável que tenha tendência para explicar longamente e em bom som como é importante arrumar os brinquedos depois de usá-los, como a sala também é o seu espaço e ele não tem o direito de deixá-lo assim desarrumado. Mas imagine que, de repente, toca o telefone e é uma pessoa que você não pode deixar de atender e que, por acaso, tem uma ótima notícia para lhe dar. Então você fala um pouco com ela ao telefone e, por alguns momentos, acaba se esquecendo da raiva. Mas, quando desliga o telefone, olha para o seu filho e faz questão de se lembrar de que ainda está zangado com ele. Faz até um esforço para que aquela raiva volte, para que possa continuar a ralhar com ele com o mesmo empenho, porque acredita que, se não o fizer, ele não irá entender, ou não irá pagar pela falta de respeito e consideração para com você. E isso acontece mais vezes do que nos damos conta.

Jill Bolte Taylor é uma neurocientista que estudava o cérebro quando teve um AVC que a deixou totalmente incapacitada. Com o tempo e com muito apoio e dedicação da mãe, que esteve sempre ao seu lado, conseguiu se recuperar e conta com algum humor que foi uma ironia do destino que o seu objeto de estudo lhe tivesse permitido viver em primeira mão o que acontece quando o cérebro deixa de funcionar.

Um AVC significa que há uma veia do cérebro que se rompe, e, como os neurônios morrem ao entrarem em contato com o sangue, é urgente que a hemorragia seja estancada o mais depressa possível para não causar muitos danos. No caso dessa cientista, isso não aconteceu e ela acabou perdendo grande parte da sua massa neuronal. Por isso, teve de reaprender a falar, a andar, a comer e a fazer tudo de novo, como se fosse um bebê. Mas, ao mesmo tempo, isso deu-lhe também uma certa capacidade de tomar consciência de alguns fenômenos em que antes nunca tinha reparado. E um desses fenômenos foi justamente a raiva.

Jill Taylor conta que percebeu que, sempre que se enraivecia, havia um pico muito repentino de sensações intensas no seu corpo: era a tal resposta de luta sendo desencadeada. Mas, apesar de esse pico acontecer de forma intensa e rápida, se ela não tentasse mantê-lo, ele desaparecia com a mesma rapidez. Com isso, percebeu que o que não deixava essas emoções desaparecerem era o fato de ela não permitir, porque se agarrava à sua raiva, usando alguns pensamentos repetitivos para mantê-la, como se o fato de largá-la quisesse dizer que o que tinha acontecido não era importante ou era indiferente. Nesse exemplo dos legos, mesmo que precisássemos sair da sala e interromper um pouco o sermão, o que faríamos seria ir repetindo para nós próprios que o nosso filho é um mal-educado, um egoísta, um preguiçoso, que nunca se lembrava de arrumar nada, que já lhe tínhamos dito milhares de vezes etc. Usamos muitas vezes esse tipo de frase como forma de alimentar a raiva porque acreditamos que ela é necessária ou importante.

Mas não precisamos ter um AVC para perceber isso se praticarmos mindfulness. Com essa prática, podemos mais facilmente começar a ter noção de como os nossos pensamentos e crenças alimentam essa emoção. Na tradição budista, há uma expressão que diz que ficar com raiva é como atirar carvão em brasa em outra pessoa: podemos ou não feri-la, mas a nós estaremos ferindo, com certeza. A verdade é que, se nos agarramos à raiva por acreditar que precisamos dela, estaremos mantendo em alerta todo o organismo, o que só nos prejudica. Quando somos pais, prejudica também, com toda a certeza, os nossos filhos.

Então, precisamos igualmente largar a crença de que só se nos enraivecermos é que os outros irão dar importância às nossas necessidades ou fazer o que lhes pedimos. E precisamos deixar de usar a raiva como um castigo para os outros, porque os verdadeiros castigados, quando queremos nos agarrar a ela, somos nós.

Um direito adquirido ao nascer: a raiva das crianças

Só depois de aprender a lidar com a nossa raiva é que podemos ajudar as crianças a lidar com a delas. Para isso, a primeira coisa a fazer é reconhecer que elas também têm o direito de ficar com raiva e ensinar-lhes que as suas necessidades são válidas, mesmo que, por vezes, precisem aprender a expressá-las de outro modo. Por exemplo, é comum que crianças pequenas batam quando se zangam ou ficam frustradas. Muitos pais ficam alarmados com esse comportamento, que é natural, porque a criança simplesmente não sabe expressar de outro modo a sua raiva. Nesse caso, o que podemos fazer não é ralhar com a criança porque ficou com raiva, mas simplesmente dizer-lhe que reconhecemos essa raiva e o seu direito a tê-la, mas que não lhe damos o direito de nos bater. Devemos fazê-lo com frases simples e sentidas, de forma a deixar bem claro que não gostamos do comportamento, mas que não reprovamos as suas emoções.

O que muitos pais tentam fazer é simplesmente ignorar ou distrair a criança daquilo que ela está sentindo, e, infelizmente, não são muito frequentes as vezes que vemos um pai ou uma mãe valorizando a raiva do seu filho e lhe dando espaço e tempo para expressá-la da melhor forma possível.

Quando as crianças se zangam, costumamos dizer que estão fazendo birra, mas, na verdade, referimo-nos simplesmente a um comportamento que não nos pareceu adequado. Está implícita a mensagem de que a criança não soube lidar com a situação e com as emoções que lhe provocou. Então, por que dizemos que as crianças fazem birra quando estão apenas zangadas, cansadas, frustradas ou tristes? A verdade é que temos alguma dificuldade para reconhecer que as crianças podem ter esses sentimentos e acabamos por desvalorizá-los, dizendo simplesmente que fizeram birra. Essa palavra desvaloriza totalmente as emoções que estão por trás daquele comportamento espalhafatoso e explosivo que as crianças tantas vezes apresentam. E depois preocupamo-nos com estratégias para minimizar a ocorrência desse comportamento e ficamos muito preocupados e focados em perceber qual é a melhor forma de eliminá-lo, de fazer com que nunca mais aconteça e com que dure o mínimo de tempo possível. Mais do que prejudicar a criança, esse tipo de atitude prejudica a nossa imagem de adultos responsáveis, racionais, pais capazes e competentes que mantêm tudo sob controle e que têm filhos que lhes obedecem perfeitamente. E também porque, acima de tudo, ver esse tipo de emoção nos nossos filhos desperta em nós muitas sensações difíceis e desconfortáveis com as quais também não sabemos lidar.

Uma criança pequena ainda não tem grande capacidade de processar as suas emoções. Durante os primeiros dois anos de vida, o hemisfério cerebral mais ativo e desenvolvido é o direito, que está mais ligado às emoções e às sensações corporais. Isso quer dizer que, pelo menos até os 2 anos, as crianças não têm a capacidade de racionalizar as emoções, sentem-nas e vivem-nas no imediato e sem qualquer tipo de filtro que possa atenuar a sua intensidade. Só a partir dos 3 anos, com o desenvolvimento da linguagem, é que o hemisfério esquerdo passa a ter um maior papel na vida da criança, tornando-a capaz de começar a racionalizar as suas emoções. Naquele modelo do cérebro-mão, podemos dizer que as crianças até os 2 anos vivem permanentemente sem cabeça, porque ainda não há um desenvolvimento suficiente do córtex para que este possa ajudar o sistema límbico a controlar as suas reações.

Quando os nossos filhos ficam com raiva, é importante que, tal como devemos fazer conosco, tentemos perceber quais necessidades, naquele momento, não estão sendo atendidas. Aqui é importante saber distinguir entre necessidades e vontades: o fato de a criança ficar com raiva porque naquele momento tinha vontade de ver mais uma hora de televisão não significa que exista uma necessidade real de ela ver televisão. Nesse caso, também é importante distinguir se a criança apenas expressa a sua frustração — o que pode fazer chorando e protestando um pouco — ou se fica realmente enraivecida, com uma expressão muito mais intensa e intempestiva, que pode incluir espernear, gritar, chorar muito, atirar objetos ou bater (principalmente em crianças menores). Nesse último caso, precisamos perceber que essa manifestação mais intensa provavelmente não tem muito a ver com a televisão. A criança pode estar simplesmente expressando outra necessidade: a de se sentir respeitada e aceita nas suas preferências, a necessidade de se sentir compreendida... Basicamente, aqui está em questão a necessidade de saber que os pais gostam dela e se preocupam com o seu bem-estar. Então eles não precisam responder a essa necessidade mantendo a televisão ligada, mas sim mostrando ao filho que compreendem e aceitam a sua frustração, fazendo com que se sinta escutado. Isso pode ser feito de várias formas, conforme a criança e o comportamento que ela manifestar. Uma criança que ainda não domina bem a linguagem tem mais probabilidade de expressar a sua raiva de forma física: gritando, chorando, chutando, batendo, agitando os braços etc. Nesses casos, pode ser importante ter contato físico com a criança, dando-lhe um abraço ou pondo-a no colo. Para isso, é fundamental que o adulto se mantenha calmo e não veja aquela expressão como um ataque a ele ou à sua autoridade. Por vezes, a criança não está pronta para ser abraçada ou posta no colo durante os primeiros instantes da sua explosão, mas podemos simplesmente esperar e ficar por perto, demonstrando claramente que estamos disponíveis para quando ela quiser ser consolada.

Também não adianta muito tentar falar com a criança nos momentos em que ela está descontrolada. Podemos deixá-la expressar-se um pouco — desde que não haja perigo de se machucar ou a outros, é claro — e, quando estiver mais calma, depois de algum contato físico, podemos mostrar empatia e expressar o reconhecimento da sua vontade.

É igualmente importante que nos foquemos no sentimento que está em causa e que ajudemos a criança a dar-lhe um nome. Quando aprendemos a dar nome às coisas, elas nos parecem bem menos assustadoras, e aprender a dar nome ao que sentimos é uma parte importante da educação emocional.

Quando o comportamento explosivo ceder e virmos que a criança está mais calma, pode ser a hora de falarmos da forma como se comportou e de lhe dizermos o que nos desagradou. Com uma criança mais velha que disse algumas coisas que não gostamos de ouvir, ou com uma criança pequena que bateu e atirou coisas, por exemplo, podemos dizer que, apesar de compreendermos a sua raiva e de sabermos que tem todo o direito de expressá-la, não gostamos que o faça daquela forma. É importante que sejamos capazes de esperar até que a criança volte a ter a sua cabeça no lugar, para que se torne possível ativar o circuito social de modo que o seu córtex cerebral se reative e lhe permita compreender a mensagem que queremos lhe passar.

Isso é tão mais fácil de fazer quanto melhor for a ligação do adulto com a criança. Se a criança sente que costuma ser respeitada e aceita, irá mais rapidamente deixar-se consolar e aceitará mais facilmente as críticas em relação ao seu comportamento. Porque, nesses casos, o circuito social está mais frequentemente ativo e por isso volta rapidamente ao controle. Se é o sistema simpático que costuma ser mais ativado, ou o parassimpático, então será mais difícil desativá-los, e, se no primeiro caso é complicado que a criança nos ouça e compreenda, no segundo é o mesmo que falar para uma parede, porque ela perde a capacidade de escutar verdadeiramente e de se importar com o que lhe queremos transmitir.

Se for muito difícil consolar a criança, ou se a sua fúria demorar muito tempo a passar, se ela grita, chora, esperneia por um período muito longo e não conseguimos fazer com que abandone esse comportamento ou largue a sua raiva, precisamos entendê-lo como um sinal de que a criança está tendo muita dificuldade em desativar o seu sistema simpático e devemos nos questionar se há alguma coisa que a esteja impedindo de se sentir segura.

Por vezes, acontece simplesmente que a criança está cansada ou tem alguma necessidade biológica que não foi satisfeita: sono, fome, sede. Algumas crianças ficam mais facilmente suscetíveis a esses episódios quando têm fome, outras é o sono que as torna mais facilmente explosivas. É importante estarmos atentos a esses sinais e conhecermos os nossos filhos, principalmente os menores, que ainda não são capazes de expressar as suas necessidades.

Crianças introvertidas podem ter mais dificuldade de tolerar as mudanças externas, como as grandes alterações de rotina, bem como ambientes com muitas pessoas ou barulho, onde podem facilmente sentir excesso de estimulação.

Muitas vezes defende-se que a melhor forma de lidar com as birras é ignorá-las, porque, caso contrário, estaremos reforçando esse comportamento. Mas uma criança que chora e protesta está se expressando da melhor forma que sabe. Se não gostamos da forma como faz isso, é o nosso papel, como pais, mostrar-lhe maneiras alternativas de lidar com as suas emoções, mas nunca podemos ignorá-las. Uma criança que faz aquilo que chamamos de birra é uma criança que sofre, é uma criança que está demonstrando que algo não está bem com ela, que alguma coisa a incomodou, a fez sentir-se mal, e a única forma saudável de lidar com essa emoção é reconhecê-la, aceitá-la e dar espaço à criança para que possa integrá-la.

O outro extremo do comportamento é quando cedemos imediatamente ao que a criança quer para evitar a sua expressão de raiva, mas é igualmente prejudicial, porque, mais uma vez, não estamos lhe permitindo lidar com as suas emoções. Estamos lhe transmitindo a mensagem de que aqueles sentimentos são tão assustadores ou perigosos que faremos qualquer coisa para não lidar com eles. E assim a criança aprende também a ter medo daquilo que sente.

Quando lidamos com a raiva das crianças em público, também é importante que nos perguntemos se agiríamos exatamente da mesma forma se a explosão tivesse acontecido em casa. É que, às vezes, ficamos mais preocupados com o que os outros irão dizer de nós do que em responder de forma adequada aos comportamentos dos nossos filhos. Essa resposta adequada passa com frequência por lhes dar tempo para chorar e protestar à vontade, mas para isso precisamos não ter medo de ser vistos como maus pais porque o nosso filho grita ou chora no meio da rua quando queremos levá-lo embora do *playground*.

Precisamos aceitar que não podemos controlar tudo e não podemos ter medo de deixar os nossos filhos expressarem as suas emoções. O primeiro requisito é termos coragem de enfrentar os olhares alheios, assim como os nossos medos e a raiva, e todas as emoções que sentimos com a intensidade que só um filho pode despertar nos seus pais.

Mindfulness para crianças

Como ensinar as crianças a serem mais conscientes

Em primeiro lugar, como já foi dito, o estabelecimento de um apego seguro permite que a criança desenvolva um bom tônus vagal. Um apego seguro também permite um bom desenvolvimento do córtex pré-frontal, que tem um papel fundamental na nossa capacidade de autorregulação. Também existem estudos que demonstram que as pessoas com um padrão autônomo têm uma probabilidade maior de desenvolver aquilo a que chamamos traços mindful, ou seja, têm uma capacidade maior de desenvolver uma atitude consciente e de presença sem julgamentos, fazendo-o até de uma forma mais regular e espontânea. Isso significa que, se é verdade que a prática de meditação ou de ioga na infância pode, de algum modo, ajudar a corrigir as experiências menos positivas, a nossa primeira preocupação, se queremos filhos mais conscientes, deverá ser a de lhes dar todas as condições necessárias para o estabelecimento de um apego seguro.

Por outro lado, também é verdade que as crianças aprendem muito por imitação, de modo que a melhor forma de lhes ensinarmos alguma coisa é por meio do exemplo. Muitas vezes, dizemos uma coisa às crianças mas acabamos por fazer outra completamente diferente, e a tendência delas é imitar o comportamento e ignorar o que lhes foi dito.

Se queremos que os nossos filhos aprendam a ter uma vida mais consciente, a primeira coisa a fazer é dar o exemplo. Isso implica criar a nossa rotina de meditação e torná-la uma coisa natural para a criança, mostrar-lhe que faz parte do nosso autocuidado diário. Ensinar os filhos a respeitar esse tempo que tiramos diariamente para nós pode ser um desafio, principalmente quando eles não estão habituados a que o façamos, mas é importante que lhes mostremos que essa parte da nossa rotina é tão importante como tomar banho, escovar os dentes ou comer fruta.

Podemos transmitir-lhes a ideia de que a meditação é uma forma de higiene mental e fazer com que eles se habituem a conviver com essa prática. E, se quisermos, podemos fazer uma parte da prática sozinhos e uma parte com eles, convidando-os a sentarem-se ou deitarem-se conosco um pouco e a estarem simplesmente presentes sentindo o corpo e a respiração. É natural que se aborreçam depressa, principalmente se forem pequenos, e nesse caso não vale a pena forçar ou insistir, porque, se tornamos a prática uma obrigação, uma coisa imposta, é meio caminho andado para eles não gostarem dela e não quererem repetir a experiência. Então podemos deixá-los estar presentes apenas o tempo que quiserem. Com bebês ou crianças pequenas, a melhor forma de fazer isso será arranjar uma maneira de nos sentarmos confortavelmente com eles no colo. Esse contato físico permite que a criança fique mais calma e sossegada e também que, mais facilmente, possa sintonizar-se com esse estado de espírito. Desse modo, também podemos ficar simplesmente sentindo, entrando em contato com o nosso corpo junto ao do nosso filho, observando a sua respiração e sentindo o seu calor. Podemos focar-nos nessa presença, dos nossos corpos juntos e das nossas respirações fluindo lado a lado, durante o tempo que for possível. Nesse caso, temos de deixar que seja a criança a nos guiar, e quando sentirmos que ela já está ficando aborrecida, tensa ou com vontade de fazer outra coisa, simplesmente paramos a prática, com tranquilidade, mostrando que confiamos nos seus sinais. Depois podemos ir brincar ou fazer qualquer outra coisa, transportando conosco essa atitude simples de presença, de estarmos ligados e atentos aos filhos e à ligação que existe entre nós, momento a momento.

Toda a atitude que temos descrito, de aprender a lidar com os sentimentos e de sermos capazes de acolher e nomear os sentimentos dos filhos e os nossos, também lhes ensina a serem capazes de estar mais conscientes deles.

A consciência corporal é uma parte muito importante de uma vida mais consciente. Não ter medo do que sentimos e estar bem com o nosso corpo é essencial para uma vivência plena, mas, ao longo da vida, o que acontece quase sempre é que vamos bloqueando certas partes da nossa consciência corporal e as sensações que estão associadas a essa parte do corpo, porque ninguém nos ensinou que é possível acolhê-las e integrá-las. O trabalho de aceitação dos sentimentos e das expressões da criança é essencial para que ela possa crescer com uma boa relação com o corpo e com as mensagens que este vai lhe transmitindo.

No dia a dia, podemos também estimular as crianças a tomar consciência das várias sensações corporais que estão associadas aos sentimentos com perguntas, por exemplo, perguntando onde sentem a tristeza ou a raiva, mostrando-lhes que podem localizar e acolher essas emoções.

Muitas crianças queixam-se de dores de barriga ou de cabeça quando estão mais ansiosas, e muitas vezes os pais levam-nas ao médico tentando encontrar uma causa que ninguém consegue descobrir, porque não existe propriamente uma origem física para essas dores. Nesses casos, pode ser importante que a criança aprenda a lidar com essa dor. Podemos ajudá-la a entrar em contato com ela, a perceber de onde vem, a que está associada. Se a criança já tiver idade, podemos usar um exercício de visualização, pedindo-lhe que feche os olhos e tente sentir essa dor. Isso deve ser feito quando a dor não está presente, para que não seja tão assustador, ou quando é apenas uma dor ligeira. A ideia é pedir à criança que imagine essa dor, que tente recriá-la e senti-la. O exercício descrito a seguir é inspirado no *focusing*, um método que nos ensina a escutar o corpo e a lidar com os seus sintomas, e é mais adequado para crianças a partir dos 8 anos de idade.

EXERCÍCIO

Acolher a dor na criança

Peça à criança que se sente ou deite num lugar confortável e que respire um pouco, sentindo o corpo durante alguns instantes. Depois, peça-lhe que imagine essa dor e o que acontece quando ela surge. Diga-lhe que tente ficar alguns instantes com essa dor, criando espaço dentro de si para recebê-la. É importante que estes sejam mesmo pedidos ou sugestões, e nunca ordens. Se isso assustar a criança, podemos dar-lhe a mão e lembrar-lhe de que está segura e que estamos com ela.

Depois de tentar criar espaço dentro de si para acolher essa dor, podemos pedir à criança que deixe que o seu corpo lhe mostre alguma imagem associada à dor, algum som ou alguma palavra ou frase que esteja associada a ela.

Podemos explicar-lhe que a cabeça tem tendência para falar muito, com muitas palavras, mas que neste exercício queremos desligar-nos um pouco dessa parte mais tagarela e ficar só observando aquilo que o corpo nos mostra. E o corpo costuma ser menos tagarela, fala mais com imagens, só que precisa de algum tempo para fazê-lo. Se repetido muitas vezes, este exercício vai se tornando mais fácil.

Depois de surgir alguma imagem ou palavra que a criança associa à dor que sente, podemos começar por perguntar se essa é mesmo a imagem certa para ligar àquela dor. Se não for, podemos dar-lhe mais tempo para que surja outra. Depois lhe pedimos que imagine que essa imagem se transforma em algo mais agradável, mais bonito e simpático. A partir daí podemos perguntar-lhe se percebe o que é que falta para que essa transformação aconteça, ou seja, se o seu corpo pode lhe mostrar do que precisa para que essa dor vá embora, dando mais uma vez tempo para que a resposta venha do corpo e não da cabeça.

A seguir, perguntamos o que impede essa dor de ir embora, de desaparecer. Mais uma vez, a resposta tem de vir do corpo, não da cabeça.

Fazemos este exercício sempre junto da criança, falando com ela, orientando-a e, ao mesmo tempo, acolhendo o que nos diz e devolvendo-lhe aquilo que observamos que ela está sentindo. No final, perguntamos se o corpo dela já disse tudo o que tinha a dizer sobre aquela dor e se podemos terminar o exercício trazendo as respostas conosco e agradecendo ao nosso corpo por nos ter dado tantas informações.

Pedimos à criança para abrir os olhos e podemos falar um pouco sobre isso se ela mostrar vontade, ou, se não quiser falar, podemos simplesmente permanecer ao seu lado, mostrando-lhe que não precisa lidar com a situação sozinha.

> Esse exercício pode ser um pouco assustador para crianças que não estejam habituadas a essa tomada de consciência, por isso é importante lhes dar tempo para processarem a informação e lembrar que são elas que estão no comando e que podem parar sempre que sentirem vontade.

Esse exercício pode ser feito também pelos pais, para lidarem com os seus sintomas. Pode ser uma boa forma de a criança aprender a confiar mais no seu corpo e naquilo que sente e, ao mesmo tempo, uma ferramenta para entrar mais em contato com as suas preocupações e emoções, que assim pode partilhar conosco para que possamos ajudá-la a resolvê-las.

Na verdade, as crianças, sobretudo as menores, já vivem bastante no presente. Mas, quando não se sentem seguras, podem ficar mais ansiosas e preocupadas. A primeira coisa a fazer para que os nossos filhos possam preservar essa capacidade de estar presente passa sempre por ter a certeza de que se sentem seguros e confortáveis conosco.

As crianças menores não têm ainda grande capacidade de desenvolver essa consciência de si próprias que o mindfulness implica, ou de aprender a observar os seus próprios estados. Por isso, o que podemos fazer é ajudá-las a sentirem-se seguras e naturalmente focadas no seu dia a dia.

Podemos também ensinar-lhes alguns exercícios simples de respiração, como o que se segue, para que elas percebam que podem ter algum controle sobre os seus estados e encontrem formas de relaxar nas situações mais tensas do dia a dia. O exercício seguinte pode ser feito com crianças a partir dos 5 ou 6 anos, ou até mais novas, se estiverem receptivas, reduzindo a duração.

EXERCÍCIO

Respiração do patinho

Explique à criança que a respiração está sempre ligada à maneira como nos sentimos. Que quando ficamos nervosos começamos a respirar muito depressa e a usar mais a zona do peito, por isso, quando queremos ficar mais calmos, podemos usar a respiração.

Começamos com uma respiração mais profunda e abdominal. Peça à criança que se deite no chão, de barriga para cima e com as pernas dobradas numa posição confortável, deixando os braços ao longo do corpo. Depois coloque um patinho de borracha (ou outro boneco que seja leve) sobre a barriga da criança e diga-lhe que vá fazendo ondas para o patinho com a sua respiração. Cada vez que o ar entra, a barriga cresce e o patinho sobe com uma onda grande; quando deixamos o ar sair, a barriga volta a descer e o patinho também.

Diga-lhe que fique, durante alguns minutos, tomando consciência dessas ondas e do patinho a flutuar nelas, e sugira-lhe que tente fazer ondas suaves, compridas, deixando o ar sair e entrar pelo nariz bem devagarinho, e depois tornar as ondas mais compridas, deixando o ar sair em expirações mais lentas.

No final do exercício, diga-lhe que respire livremente alguns instantes e pergunte-lhe como ficou o seu corpo depois desse exercício. Está mais leve, mais solto ou mais pesado? Depois, deixe a criança levantar-se quando quiser, sabendo que pode usar essa respiração no dia a dia, sempre que sentir que precisa se acalmar um pouco.

CONCLUSÃO

Aprender a cuidar de um filho é uma das maiores viagens que podemos fazer. Uma viagem sem regresso ao nosso interior, mas também ao interior dos nossos filhos. Uma viagem ao nosso passado, mas também ao presente e ao futuro dos nossos filhos.

Para começar essa viagem é preciso coragem, mas é preciso também, acima de tudo, que estejamos dispostos a nos encontrar conosco diariamente, que estejamos dispostos a nos ver e a acolher todas as nossas partes. Só assim poderemos acolher também os nossos filhos por inteiro, e tomar consciência, a cada dia, dessa dádiva fantástica que é vê-los crescer, descobrir o mundo e a vida, sempre de mãos dadas conosco.

As crianças são o melhor do mundo, é verdade, mas para lhes darmos o melhor que merecem precisamos descobrir a criança que há em nós e saber dar-lhe, também a ela, aquilo que merece e aquilo de que precisa.

Espero que este livro possa ser um bom companheiro de percurso nessa viagem de descoberta interior, rumo a um melhor relacionamento com os nossos filhos. Que possa ser um bom apoio para o caminho ao longo do qual vemos os nossos filhos crescerem felizes e seguros a cada momento. Espero que possa ser também um bom apoio na descoberta de que cada pai ou mãe sabe exatamente aquilo de que os filhos precisam, e cada pai ou mãe tem todos os instintos e sabedoria necessários para lidar com eles da melhor forma. Só precisamos estar dispostos a ouvir a nossa voz interior. O meu desejo é que este livro possa ser uma boa ajuda na descoberta dessa voz interior e da forma como podemos lhe dar cada vez mais força. Beneficiando os nossos filhos.

AGRADECIMENTOS

Agradeço a todos os pais e mães que partilharam comigo as suas experiências ao longo desses anos e que me permitiram partilhar um pouco dessa aventura maravilhosa que pode ser a educação dos nossos filhos.

Agradeço também a todos os adultos que partilham comigo, nos cursos e consultas, as suas experiências de vida e me ajudam a perceber como a criança que fomos molda o adulto que nos tornamos.

Sou grata também à equipe da Manuscrito pelo bom trabalho de edição e à Sofia Monteiro pela iniciativa e ideia de escrever este livro.

Agradeço ainda aos meus pais e avós sempre presentes, que me permitiram viver as minhas próprias experiências e ser quem sou hoje em dia.

Agradeço também ao meu filho, que me permite viver diariamente essa aventura maravilhosa da maternidade. E ao meu marido, companheiro sempre presente e dedicado, que a partilha todos os dias comigo.

ACKNOWLEDGMENTS

REFERÊNCIAS BIBLIOGRÁFICAS

Introdução

1. Moreira H., Carona C., Silva N., Nunes J., Canavarro M. C. (2015). Exploring the link between maternal attachment-related anxiety and avoidance and mindful parenting: The mediating role of self-compassion. *Psychology and Psychotherapy: Theory, Research and Practice.*

Parte I

1. Myla e Jon Kabat-Zinn (1997). *Everyday Blessings: The Inner Work of Mindful Parenting.* Little, Brown and Company.

2. Jon Kabat-Zinn (1996). *Full Catastrophe Living.* Bantam Doubleday Dell Publishing Group.

3. D. Wegner, D. Schneider, S. R. Carter e T. L. White (1987). Paradoxical effects of thought suppression. *Journal of Personality and Social Psychology.* V. 53, n. 1, p. 5-13.

4. Gordon Neufeld e Gabor Maté (2006). *Hold on to your Kids: Why Parents need to Matter more then Peers.* Ballantine Books.

5. Carl Rogers (1999). *On Becoming a Person: A therapist's view of Psychotherapy.* Constable.

6. C. A. Richard, S. S. Mosko, JJ McKenna (1998). Apnea and periodic breathing in bed-sharing and solitary sleeping infants. *Journal of Applied Physiology*. V. 84 (4).

Parte II

1. Jonh Bowlby (1990). *Apego* — Volume 1 da Trilogia Apego e Perda. Martins Fontes.
2. T. Berry Brazelton (2006). *Touchpoints: Birth to Three*. Da Capo Lifelong Books.
3. Louis Cozolino (2014). *The Neuroscience of Human Relationships: Attachment and the Developing Social Brain*. W. W. Norton & Company.
4. Mary Carlson e Felton Earls (2006). Psychological and neuroendocrinal sequelae of early social deprivation in institutionalized children in Romania. Annals of the New York Academy of Sciences.
5. Allan N. Schore (2012). *The Science of The Art of Psychotherapy*. W. W. Norton & Company.
6. Bruce Perry e Maia Szalavitz (2008). *The Boy Who Was Raised as a Dog: and Other Stories from a Child Psychiatrist's Notebook*. Basic Books.
7. L. Alan Sroufe, Byron Egeland, Elizabeth A. Carlson e Andrew Collins (2009). *The Development of The Person: the Minnesota Study of Risk and Adaptation from Birth to Adulthood*. Guilford Press.
8. Ed Tronick (2007). *The Neurobehavioural and Social-Emotional Development of Infants and Children*. W.W. Norton & Company.
9. Daniel J. Siegel (2015).*The Developing Mind: How Relationships and the Brain Interact to Shape Who We Are.* Guilford Press.
10. Daniel J. Siegel (2007).*The Mindful Brain in Human Development: Reflection and Attunement in the Cultivation of Well-Being*. W. W. Norton & Company.
11. C. Moutsiana, P. Fearon, L. Murray, P. Cooper, I. Goodyer, T. Johnstone e S. Halligan (2014). Making an effort to feel positive: insecure attachment in infancy predicts the neural underpinnings of emotion regulation in adulthood. *Journal of Child Psychology and Psychiatry*. V. 55(9).

12. Joan L. Luby, Deanna M. Barch, Andy Belden, Michael S. Gaffrey, Rebecca Tillman, Casey Babb, Tomoyuki Nishino, Hideo Suzuki, Kelly N. Botteron (2012). Maternal support in early childhood predicts larger hippocampal volumes at school age. PNAS. V. 109 (8).

Parte III

1. Hans Selye (1984). *The Stress of Life*. McGraw Hill.
2. Gabor Maté (2003). *When the Body Says No: Exploring the Stress-Disease Connection*. Wiley.
3. Bruce Lipton (2005). *The Biology of Belief*. Hay House.
4. Stephen Porges (2011). *The Polyvagal Theory: Neurophysiological Foundations of Emotions, Attachment, Communication and Self-Regulation*. W. W. Norton & Company.
5. Jonathan Haidt (2012). *The Righteous Mind: Why Good People are Divided by Politics and Religion*. Allen Lane.
6. Born Good? Babies Help Unlock the Origins of Morality. *60 minutes*.
7. Stephen Porges (2007). The Polyvagal Perspective. *Biological Psychology*. V. 74 (2).
8. Podcast da entrevista do dr. Drew a Stephen Porges. Disponível em: http:// drdrew.com/063-dr-stephen-porges/.
9. Miguel Ángel Almodóvar (2014). *O Segundo Cérebro*. Vogais.
10. Candace Pert (1999). *Molecules of Emotion: Why you feel the way you feel*. Pocket Books.
11. Ed Tronick (2007). *The Neurobehavioural and Social-Emotional Development of Infants and Children*. W.W. Norton & Company.
12. Bowlby — John Bowlby (1990). *Apego* — Volume 1 da Trilogia Apego e Perda. Martins Fontes.
13. Allan N. Schore (2012). *The Science of The Art of Psychotherapy*. W. W. Norton & Company.
14. Bruce Perry e Maia Szalavitz (2008). *The Boy Who Was Raised as a Dog: and Other Stories from a Child Psychiatrist's Notebook*. Basic Books.

Parte IV

1. Gordon Neufeld e Gabor Maté (2006). *Hold on To Your Kids: why parents need to matter more than peers*. Ballantine Books.
2. Katrin Riedl, Keith Jensen, Michael Tomasello (2015). Restorative Justice in Children. Current Biology. V. 24 (13).
3. Carl Rogers (2003). *Client Centered Therapy*. Constable.
4. Dan Siegel e Tyna Payne Bryson (2015). *No Drama Discipline: The whole-brain way to calm the chaos and nurture your child's developing mind*. Scribe Publications.

5. Podcast da entrevista do dr. Drew a Stephen Porges. Disponível em: http:// drdrew.com/063-dr-stephen-porges/.

6. William Sears e Martha Sears (2001). The Attachment Parenting Book. Little Brown and Company.

7. Ed Tronick (2007). The Neurobehavioural and Social-Emotional Development of Infants and Children. W.W. Norton & Company.

8. Thich Nhat Hanh (1987). The Miracle of Mindfulness. Rider.

9. Marshall Rosenberg (2003). Non Violent Communication: A Language of Life. Puddle Dancer.

10. Thich Nhat Hanh (2001). Anger: Buddhist wisdom for cooling the Flames. Rider.

11. Jill Bolte Taylor (2008). My Stroke of Insight. Hodder and Stoughton.

12. Caldwell, J., Shaver, P. (2013). Mediators of The Link Between Adult Attachment and Mindfulness. Interpersona. V. 7 (2).